DE LA

PYÉLO-NÉPHRITE D'ORIGINE VÉSICALE

OU

PYELO-NÉPHRITE ASCENDANTE

PAR

Charles GOUVERNÉ,
Docteur en médecine de la Faculté de Paris.
Ancien interne provisoire des hôpitaux de Paris,
Médaille de bronze de l'Assistance publique.

PARIS
HENRI REY, LIBRAIRE-ÉDITEUR
14, RUE MONSIEUR-LE-PRINCE, 14

1879

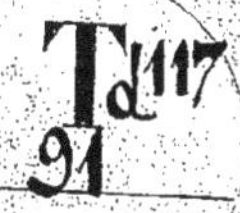

DE LA

PYÉLO-NÉPHRITE D'ORIGINE VÉSICALE

OU

PYÉLO-NÉPHRITE ASCENDANTE

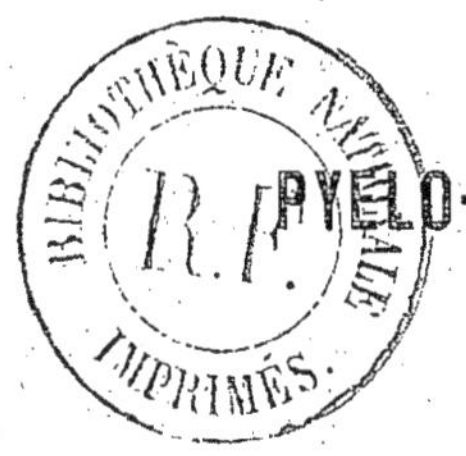

PAR

Charles GOUVERNÉ,

Docteur en médecine de la Faculté de Paris.
Ancien interne provisoire des hôpitaux de Paris,
Médaille de bronze de l'Assistance publique.

PARIS
HENRI REY, LIBRAIRE-ÉDITEUR
14, RUE MONSIEUR-LE-PRINCE, 14

1879

A LA MÉMOIRE DE MA MÈRE

A MON PÈRE

Témoignage de reconnaissance et de piété filiale.

A MA FAMILLE

A MES AMIS

A M. LE DOCTEUR BROUARDEL

Professeur agrégé à la Faculté de médecine,

MON PRÉSIDENT DE THÈSE

A MES MAITRES DANS LES HOPITAUX

MM. BLACHEZ, RENDU, CADET DE GASSICOURT,
TILLAUX,
DAMASCHINO, GRANCHER, DESPRES

DE LA

PYÉLO-NÉPHRITE D'ORIGINE VÉSICALE

OU

PYÉLO-NÉPHRITE ASCENDANTE

INTRODUCTION ET DÉFINITION DU SUJET.

Lorsque, sur les conseils de M. le Dr Rendu, nous avons entrepris ce travail, nous ne manquions pas d'une certaine appréhension. Le petit nombre d'observations sur lesquelles nous appuyions notre thèse nous paraissait presque insuffisant pour discuter un point de théorie, en lequel nous avions foi cependant, mais qui pouvait paraître mal étayé et partant controversable. Au milieu de nos recherches nous avons trouvé dans les *Archives générales de médecine*, (mars, avril et mai 1879), un travail dû au Dr C. Garcin, chef de clinique médicale à l'Ecole de Marseille, médecin des hôpitaux. Cette étude, très-consciencieuse, rentrait absolument dans le cadre que nous nous étions tracé. Aussi avons-nous largement puisé à cette source, heureux de pouvoir appuyer notre dire sur des faits si bien observés. Ces observations jointes à celles que nous avons pu recueillir nous ont permis de faire une étude plus complète de notre sujet que si nous étions resté livré à nos propres ressources.

Nous ne nous reconnaissions pas l'autorité nécessaire pour désigner d'une appellation spéciale la variété de néphrite que nous nous proposions d'étudier. On verra par la suite que le nom que lui a appliqué M. le Dr Garcin est on ne peut plus heureux au point de vue de la pathogénie de cette affection. Nous n'avons pas cru pouvoir mieux faire que de le conserver et d'intituler notre thèse : *De la Pyélo-néphrite d'origine vésicale ou pyélo-néphrite ascendante.* C'est en effet des altérations rénales, consécutives à une affection inflammatoire des dernières voies d'excrétion urinaire, que nous devons parler. Nous éliminons, bien entendu ces suppurations du rein qui caractérisent la néphrite suppurative ainsi que la pyélo-néphrite calculaire et le Rein chirurgical des auteurs anglais. Dans les cas que nous étudierons on verra qu'il s'agit d'une sclérose rénale, qu'on peut faire rentrer dans la classe des néphrites prolifératives secondaires si bien exposées par M. le Dr Lancereaux, avec cette différence qu'au lieu d'assigner à la lésion rénale une cause dépendant d'un obstacle au cours de l'urine, nous ne lui reconnaissons d'autre origine que l'inflammation de la vessie, propagée aux reins par l'intermédiaire des uretères et des bassinets.

Nous commencerons par un chapitre d'étiologie, pour passer ensuite à l'anatomie et à la physiologie pathologiques, ce qui nous permettra d'exposer le mode suivant lequel, à notre avis, se fait la propagation aux reins de l'inflammation primitive ; la nature des lésions rénales que l'on rencontre dans ces cas particuliers et comment enfin agissent les lésions primitives pour créer l'état sclérotique des reins. Nous aurons aussi occasion de noter quelques points spéciaux à la symptomatologie et à la marche de la pyélo-néphrite ascendante, et nous terminerons par quelques considérations sur le traitement que nous croyons applicable surtout au point de vue de la prophylaxie de cette affection.

Avant d'aborder notre sujet nous désirons remercier M. le Dr Rendu, qui est venu si obligeamment à notre aide, ainsi que toutes les personnes qui nous ont prêté leur bienveillant concours.

I

ÉTIOLOGIE ET PATHOGÉNIE.

M. le Dr Lancereaux, dans son article du Dictionnaire encyclopédique, s'exprime ainsi au chapitre Etiologie et Pathogénie (1) de la néphrite diffuse consécutive : « Les

(1) Lancereaux. Dict. encycl. des sc. méd., 3e série, t. III, p. 221.

causes de la néphrite proliférative secondaire sont multiples et aussi nombreuses que les altérations qui peuvent apporter un obstacle sérieux au cours de l'urine. Citons chez l'homme le rétrécissement de l'urèthre, une tumeur prostatique ; chez la femme, les corps fibreux de l'utérus et surtout le cancer de la partie supérieure du vagin et du museau de tanche, dont la propagation au bas-fond de la vessie produit presque infailliblement le rétrécissement des orifices des urétères ou de ces canaux eux-mêmes. Enfin les calculs arrêtés dans les uretères, les tumeurs qui compriment ces canaux peuvent conduire au même résultat. Dans ces diverses circonstances, il est une condition presque indispensable à la production de la néphrite proliférative, c'est *l'absence de suppuration des voies urinaires*, car si cette muqueuse vient à suppurer une néphrite suppurative a lieu de préférence. » Ces causes d'altération rénale avaient déjà été reconnues de toute antiquité et on les retrouve signalées dans tous les traités classiques (2).

M. Lancereaux semble faire une réserve au sujet de la possibilité de l'établissement d'une sclérose rénale consécutive à la suppuration des voies urinaires, quand il dit qu'il est une condition *presque* indispensable à la production de la néphrite proliférative secondaire, l'absence de suppuration des voies urinaires. Nous allons tâcher de prouver que l'inflammation de la vessie peut être considérée dans cer-

(2) Lécorché. Traité des maladies des reins et des altér. path. de l'urine, p. 364. — Tompson. Traité pratique des maladies des voies urinaires p. 139.

tains cas comme la principale condition pathogénique de l'affection qui nous occupe.

Nous dirons plus tard qu'il est d'autres conditions adjuvantes concourant au même but. Faisons tout d'abord la preuve de l'inflammation des organes excréteurs de l'urine. Les trois premières observations ont beaucoup d'analogie entre elles ; elles ont trait à des malades atteints de blennorrhagie à une époque plus ou moins éloignée, ayant entraîné consécutivement des phénomènes de cystite intense. Dans l'observation IV, la malade souffrait depuis longtemps de douleurs de ventre et rendait des urines très-chargées. La miction était particulièrement douloureuse et suivie de douleurs suraiguës, s'irradiant du pubis vers la région lombaire. Tous ces phénomènes paraissaient remonter à une grossesse très-accidentée datant de deux ans, avec accouchement laborieux. L'observation V ne place dans les antécédents de la malade qu'une uréthrite remontant à quatre années au moins, accompagnée d'une simple cuisson au moment de la miction. Ce phénomène fit place bientôt à une sensation de brûlure ; puis vinrent des douleurs intolérables s'irradiant le long des aines, des cuisses et vers la région lombaire, des troubles de la secrétion urinaire (envies fréquentes d'uriner, miction difficile, urines rares, colorées avec dépôts).

Le malade qui fait le sujet de l'observation VI n'accuse qu'une blennorrhagie de vieille date ; pas de rétrécissements; gène de la miction ; besoins d'uriner fréquents. L'urine est d'ordinaire trouble et chargée. L'observation VII nous révèle comme origine une cystite entretenue par une dizaine de petits calculs d'acide urique. Pour l'observation VIII nous retrouvons la filiation la plus fréquente de phénomènes (blennorrhagie, cystite, pyélo-néphrite).

La néphrite suppurative par continuité qui a sa source dans la suppuration des voies urinaires a été signalée par les plus anciens auteurs. Pourquoi cette inflammation de propagation n'engendrerait-elle pas, dans certains cas, d'autres altérations rénales que la suppuration ? Du reste les lésions similaires des canaux excréteurs de l'urine nous aideront à faire saisir la marche progressive de la phlegmasie jusqu'aux reins.

Nous n'insisterons pas davantage actuellement sur la nature de la lésion rénale ; elle se trouvera plus tard amplement prouvée par l'exposé des altérations anatomo-pathologiques. Nous préférons prévenir l'objection qui ne manquera pas de nous être faite.

Les lésions de la vessie, qui se caractérisent sur le vivant par des symptômes de cystite, ne doivent-elles pas être mises plutôt sur le compte de la néphrite interstitielle ? En d'autres termes, pourquoi, entre ces deux affections, intervertir les rôles et prendre l'effet pour la cause ?

Ce qui nous semble trancher définitivement la question en faveur de notre opinion, c'est l'altération des organes d'excrétion urinaire signalée dans tous les cas que nous rapportons. Nous ne sachions pas, en effet, qu'il ait été noté que la néphrite interstitielle pût par elle-même amener des lésions aussi profondes. La polyurie qui accompagne ordinairement cette affection peut bien, aidée en cela par les altérations de l'urine, amener un certain degré d'inflammation du col vésical, se révélant pendant la vie par des besoins pressants d'uriner et autres symptômes de cystite. Mais cette inflammation n'est que superficielle. Dans les cas qui nous occupent, au contraire, on rencontre toujours des lésions profondes de la vessie, coïncidant avec des lésions analogues du côté des uretères et des bassinets.

Pourraît-on aussi ne voir dans l'évolution simultanée des deux affections qu'un rapport de concomitance? Si cela était, il faudrait pour justifier une telle opinion pouvoir assigner à chacune d'elles une origine spéciale. Dans aucune de nos observations le fait n'existe. La néphrite a évolué sans qu'il soit possible de la rattacher à une de ses causes habituelles. On ne trouve dans les antécédents des malades que des phénomènes de cystite remontant à une époque plus ou moins éloignée. Il ne nous semble donc pas irrationnel de conclure en ceci à un rapport de cause à effet. D'ailleurs l'examen *post mortem* nous permettra de suivre la marche ascendante de l'inflammation vésicale vers les reins.

La vessie dans tous ces cas est profondément désorganisée. La muqueuse est ulcérée ; sa surface interne est bourgeonnante. Les uretères sont épaissis ou amincis, plus ou moins dilatés. En général cependant les lésions de ces organes sont moins considérables que celles du réservoir urinaire. Ne pourrait-on pas voir en cela un effet de la priorité de la lésion vésicale ? Les bassinets sont ordinairement aussi dilatés. La membrane muqueuse, sous l'influence de l'inflammation, s'épaissit, prend un aspect terne et une coloration grisâtre. Les orifices finissent par disparaître ainsi que les papilles.

Est-ce à dire que cette inflammation contribue seule à produire l'altération rénale? Nous ne le pensons pas.

Ainsi l'urine est souvent rencontrée dans la vessie à l'état d'alcalinité ; cette modification ne serait-elle pas pour les conduits excréteurs une nouvelle cause d'irritation? Dans plusieurs de nos observations nous relevons le fait d'une blennorrhagie antérieure. Celle-ci ayant amené l'inflammation d'une portion plus ou moins étendue de la vessie, les malades se soumettent ordinairement pendant toute la durée de l'affection à la médication habituelle (cubèbe et copahu). On sait que ces substances produisent un état congestif des reins capable d'amener parfois une albuminurie passagère. Les reins se trouvent donc, en ce moment, pour ainsi dire dans un état d'opportunité morbide. En cas de cystite intense, comme il s'en voit quelquefois à titre de complication de la blennorrhagie (M. Lancereaux cite dans son article du Dictionnaire (1) deux cas de suppuration d'un rein succédant à une pyélite consécutive à une blennorrhagie, une fois même il existait en outre une phlébite suppurée de la veine rénale) l'inflammation des conduits excréteurs ne pourrait-elle pas venir puissamment en aide à cet état congestif momentané du rein; provoquer dans cet organe des désordres plus considérables? Nos trois premières observations, ainsi que la 8e, viennent surtout manifestement à l'appui de cette manière de voir.

(1) Lancereaux. Loc. cit., p. 187.

En résumé, ce que nous voulons retenir de cette discussion étiologique, c'est que l'inflammation de la vessie peut être le point de départ d'une irritation du rein aboutissant à une variété de sclérose de cet organe.

Nous ne parlerons pas ici des conditions de dynamique physique qui, suivant le Dr Garcin, président surtout à ces altérations. Le lieu serait mal choisi. Et de plus nous ne voyons guère comment jusqu'ici se trouveraient réalisées les conditions nécessaires pour mettre obstacle au cours de l'urine, à moins toutefois que l'on ne veuille voir, par suite du gonflement de la muqueuse uréthrale, une diminution du calibre de ces organes capable d'agir comme obstacle opposé au passage du liquide urinaire et de déterminer une augmentation de tension dans les bassinets, qui de proche en proche se transmettrait aux canalicules du rein. Mais c'est là une opinion qui ne nous paraît guère vraisemblable. Nous ne la donnerons donc que pour ce qu'elle vaut.

Quoique M. Garcin fasse jouer un rôle aussi important dès le début de l'affection à l'augmentation de pression du liquide urinaire, il ne nous donne pas la raison de ce phénomène. Cette idée a sans doute prévalu dans son esprit parce que l'examen microscopique lui a fait voir dans tous les cas une dilatation plus ou moins considérable des uretères et des bassinets. Le fait de l'augmentation de pression dans les voies d'excrétion de l'urine est indéniable sans doute en présence de ces altérations. Mais celles-ci ne sont, croyons-nous, qu'un facteur tardif dans l'évolution de la néphrite. L'inflammation du rein existe déjà quand elles se produisent, et si nous faisons intervenir dans le courant de la maladie un agent de plus, concourant aussi à une augmentation de pression, nous verrons, au chapitre de Physiologie pathologique, que c'est en vertu d'un tout autre mécanisme. Pour tout dire, il nous semble plus rationnel de placer l'obstacle à la circulation de l'urine dans la substance médullaire, au niveau des tubes collecteurs. C'est par là en effet que semble débuter la sclérose rénale. Et, par conséquent, s'il y a un obstacle dans les uretères capable d'amener leur dilatation, cet obstacle n'agit que secondairement et ne prête qu'un concours tardif à la compression exercée dans la substance médullaire.

II

ANATOMIE ET PHYSIOLOGIE PATHOLOGIQUES.

Nous nous proposons dans ce chapitre d'étudier les altérations des organes urinaires. Nous ne nous arrêterons pas aux lésions de la vessie et des uretères qui sont décrites tout au long au cours de chaque observation. Qu'il nous suffise de dire ici que l'on rencontre les lésions qui caractérisent les inflammations chroniques de ces organes.

Ce qui nous intéresse surtout, c'est l'aspect sous lequel se présente la substance des reins examinée à l'œil nu ou au microscope. Nous tâcherons de déduire de cet examen le processus anatomo-pathologique de cette variété de sclérose.

L'aspect extérieur des reins est ordinairement celui du rein contracté (diminution de volume, surface inégale, bosselée). La capsule corticale se détache cependant en général assez facilement de la substance rénale. Celle-ci est parsemée de nombreux kystes de petit volume et pleins d'un liquide jaunâtre. Les bassinets sont souvent dilatés ; quelquefois les ouvertures des calices semblent avoir disparu.

A la coupe, la substance rénale a un aspect nacré ; les deux substances sont confondues l'une avec l'autre et semblent refoulées vers la périphérie. Le rein a perdu son aspect lobulé. Les pyramides ont ordinairement disparu ou ne se présentent plus que çà et là comme des vestiges informes ; elles sont remplacées par un tissu conjonctif abondant de nouvelle formation au sein duquel on trouve quelques plaques de dégénérescence graisseuse. La substance rénale est anémiée et il n'y a presque plus de vaisseaux apparents.

Les altérations microscopiques sont sans contredit plus intéressantes. Voyons d'abord ce qui a trait au tissu conjonctif. Il se présente à des états bien différents, selon M. Garcin, suivant qu'on l'examine dans la substance médullaire et dans la substance corticale : « Dans la région pyramidale nous trouvons, dit-il, de grandes travées conjonctives séparant complétement des groupes de tubes collecteurs, les uns dilatés, d'autres nombreux, plus ou moins comprimés ou oblitérés; au milieu apparaissent l'artère et la veine altérées. Des plaques de dégénérescence graisseuse viennent en outre indiquer l'âge avancé de l'altération. Les travées conjonctives sont constituées par des fibres complètes enfermant dans leur réseau des noyaux isolés, de petites cellules rondes et des éléments embryonnaires jeunes. Partout cependant le tissu d'inflammation est en rapport avec les tubes urinaires, et, dans les points où l'organisation est complète, on voit de grandes travées conjonctives allant d'un canalicule à l'autre, renforçant les parois de quelques-uns ou bien les déprimant ou les déformant. Nous avons vu aussi qu'il est tel point où le tissu conjonctif a à peu près complétement absorbé le parenchyme rénal dont on ne trouve que des vestiges au milieu de travées abondantes, bien organisées, de fibres disposées régulièrement, et renfermant aussi des vaisseaux à parois épaisses, oblitérées, ainsi que des glomérules de Malpighi dont il est à peu près impossible de distinguer la nature.

A mesure qu'on remonte dans le rein on voit le produit inflammatoire se modifier. C'est ainsi que, si nous voyons encore les trabécules conjonctifs de la substance corticale plus épais et plus apparents, ce qui domine surtout et ce qui frappe l'attention, c'est une prolifération considérable, une abondance excessive d'éléments embryonnaires jeunes : noyaux isolés, petites cellules rondes, dont beaucoup sans noyau, corps fusiformes, éléments fibreux isolés, tous éléments disséminés autour des tubes ou agglomérés en masses plus ou moins compactes » (1).

(1) Garcin. Loc. cit., p. 440.

Il semble donc résulter de ce qui précède, qu'en raison de l'organisation plus complète du tissu conjonctif de la substance médullaire, ce soit à ce niveau que débute l'altération du rein pour n'envahir que secondairement la substance corticale.

On pouvait facilement prévoir que les tubes urinifères ne résisteraient pas à cette production excessive de tissu conjonctif. C'est en effet ce qui résulte de l'étude du même auteur. Les parois des tubes collecteurs sont représentées par une simple rangée d'éléments conjonctifs. L'épithélium semble y faire défaut ou n'est plus représenté que par quelques cellules granuleuses. Dans les cas enfin où l'élément conjonctif s'est entièrement substitué au parenchyme rénal, les éléments du rein ont complétement disparu.

Dans la substance limitante on voit des tubes à parois épaisses, plus ou moins dilatés, ne contenant que des débris d'épithélium ou de l'épithélium granulo-graisseux. Les parois sont tantôt mal limitées, formées d'éléments embryonnaires jeunes, tantôt formées d'éléments conjonctifs solidement organisés et s'irradiant pour s'unir aux parois des canalicules. Le long des parois on trouve quelquefois une couche d'épithélium composé de grandes cellules embryonnaires, tandis qu'au centre sont disséminés des granulations et des éléments embryonnaires.

Dans la substance corticale on rencontre un très-grand nombre de tubes dépourvus d'épithélium ou de tubes clairs à contenu hyalin ; d'autres sont remplis d'épithélium granuleux. On retrouve même un certain nombre de tubes ou de débris de tubes perdus dans les éléments embryonnaires. Les autres sont généralement étouffés ou comprimés; mais on voit aussi un certain nombre de canalicules dilatés séparés par de grands amas de tissu conjonctif, les uns à parois minces et mal limitées, d'autres à parois très-épaisses, un très-petit nombre clairs et transparents, les plus nombreux remplis d'éléments granuleux ou de granulations graisseuses.

Les corpuscules de Malpighi ne sont pas davantage indemnes d'altération. Le glomérule semble d'abord se dilater dans un premier degré. Il devient trop grand pour le paquet vasculaire. Ces deux éléments s'infiltrent l'un et l'autre de cellules embryonnaires, s'épaississent et vont à la rencontre l'un de l'autre en certains points, formant ainsi des espaces remplis d'éléments embryonnaires. Ces espaces disparaissent par suite de la réunion du paquet vasculaire et de la capsule. Enfin, dans un dernier degré, le glomérule de Malpighi s'atrophie, disparaît par substitution du tissu conjonctif.

Le système artériel du rein est aussi atteint. L'épithélium des artères gonflé, granuleux, fait saillie dans la cavité de l'artère. Infiltration des tuniques moyenne et interne d'éléments embryonnaires. Oblitération par des caillots.

Pouvons-nous de l'aspect de ces lésions saisir un enchaînement capable de nous guider dans nos conclusions?

Si nous résumons la marche que nous avons indiquée à l'inflammation, nous avons la succession des phénomènes suivants : cystite donnant lieu à l'inflammation des uretères, des bassinets, des calices et du rein. Nous savons maintenant que la lésion rénale a tous les caractères fondamentaux de la néphrite dite interstitielle. Ce qui domine en effet dans les altérations signalées, c'est la production de tissu conjonctif, finissant par étouffer les éléments sécréteurs de l'urine. « Ce qui frappe en particulier, écrit M. Garcin (1), c'est le défaut de la participation de la capsule fibreuse à l'inflammation du rein ; nous ne la voyons altérée, nous ne la voyons surtout faire corps avec le parenchyme que dans un nombre limité de cas ; le plus souvent son épaisseur paraît normale ou elle paraît amincie. Au contraire, nous voyons que c'est dans la substance pyramidale que le tissu conjonctif nouveau atteint son plus haut degré de développement ; c'est aussi dans la zone pyramidale qu'il se creusera des plaques graisseuses ; la région corticale contient en particulier des éléments embryonnaires jeunes ou des éléments conjonctifs qui évoluent, et dans la zone limitante nous avons indiqué de grandes travées conjonctives en voie d'organisation. Les altérations des tubes sont des altérations secondaires, témoin l'état de leurs parois en rapport intime avec le tissu environnant et infiltrées d'éléments plus jeunes, témoin surtout l'état de leur épithélium généralement granuleux, faisant rarement défaut, et quelquefois encore bien disposé, contenant à peine quelques granulations protéiques. J'en dirai autant des artères qui ne nous offrent pas l'aspect de l'andartérite franche, mais celui de l'artérite généralisée avec périartérite. »

Au reste, ce processus avait déjà été signalé par M. Lancereaux : « L'examen microscopique, dit cet auteur dans

(1) Garcin. Loc. cit., p. 450.

son article du Dictionnaire encyclopédique (1), nous apprend que la néphrite, développée dans ces conditions (il s'agit d'un obstacle au cours de l'urine), débute par les pyramides (anses de Henle et tubes droits) et s'étend sous forme de languettes qui s'enfoncent en ligne droite vers la couche corticale. Elle consiste en une formation de petits éléments ronds, dits cellules embryonnaires, lesquels s'accumulent entre les canaux des pyramides, puis entre les tubes contournés, et se transforment peu à peu, ainsi que la paroi du tube, en un tissu conjonctif définitif. A cette période la substance du rein subit un retrait, et l'organe tout entier, partout altéré d'une façon semblable, s'indure et diminue de volume. Dans cette seconde phase, les épithéliums, jusque-là fort peu modifiés, subissent une altération granulo-graisseuse ou colloïde en rapport avec la compression à laquelle ils sont soumis. Cette dégénérescence épithéliale peut aller jusqu'à la destruction complète ; il arrive fréquemment de rencontrer dans la substance médullaire des tronçons de tubes avec des épithéliums en voie de dégénérescence graisseuse, à côté de tubes rétrécis et atrophiés au sein d'un tissu conjonctif abondant, composé de noyaux, de corps fusiformes et de fibrilles. Les glomérules, en dernier lieu, présentent une diminution de volume, étouffés qu'ils sont par le tissu inflammatoire; les vaisseaux se rétrécissent en même temps que leurs parois s'épaississent. »

Ne voit-on pas, dans les cas que nous signalons, la

(1) Lancereaux. Loc. cit., p. 222.

même marche envahissante de la prolifération conjonctive se dirigeant de la substance médullaire vers la substance corticale, la même lésion consécutive des canalicules, comprimés tout d'abord à leur extrémité terminale du côté des papilles et destinés à subir plus tard une compression analogue au niveau des *tubuli contorti* et de la région glomérulaire ?

Dans la néphrite interstitielle, que nous pourrions appeler classique, il existe une différence profonde entre les parties périphériques du rein et ses parties centrales. Dans cette dernière région les tubes urinifères conservent presque leur aspect normal, physiologique. L'épithélium est sain ainsi que leurs parois. On ne remarque guère d'autre altération que l'augmentation de leur calibre et une gangue conjonctive mieux caractérisée les séparant les uns des autres. C'est surtout dans la substance corticale que les altérations sont marquées. Ici en effet le tissu conjonctif est très-développé, au point d'amener une rétraction considérable de cette région ; il se substitue peu à peu aux éléments essentiels de la sécrétion urinaire, glomérules et tubuli contorti. C'est surtout au voisinage des vaisseaux qu'il est le mieux organisé ; plus on s'en éloigne, plus le tissu conjonctif est jeune, plus il renferme de jeunes cellules embryonnaires. Il semble donc que l'irritation primitive se localise au niveau de l'élément vasculaire et n'envahisse que progressivement le reste de l'organe.

M. Rendu, dans sa thèse d'agrégation (1), pose le pro-

(1) Rendu. Études comparatives des néphrites chroniques. Th. d'agrég., p. 41.

blème en ces termes : « Est-ce à dire que toutes les scléroses rénales soient d'origine vasculaire, et qu'il suffise de constater des lésions de néphrite interstitielle pour être en droit d'affirmer une altération irritative primordiale des vaisseaux ? C'est là une grosse question à laquelle il est difficile de répondre. Ce que nous savons du tissu conjonctif en général, nous autorise à supposer que la plupart des scléroses viscérales sont consécutives, mais il est évident qu'*a priori* bien des causes d'irritation peuvent retentir sur la trame interstitielle du rein.

« Sans oser trop nous aventurer sur un terrain encore inexploré, nous avons quelque tendance à penser que la sclérose rénale n'est pas une altération univoque. De la même façon que l'on reconnaît maintenant dans le foie une cirrhose d'origine veineuse et une cirrhose biliaire, toutes deux anatomiquement et cliniquement distinctes, de même, croyons nous, peut-on *a priori* concevoir l'hyperplasie conjonctive du rein, comme la résultante de deux processus irritatifs différents. Tout d'abord, l'irritation chronique d'origine vasculaire, ce qui nous semble démontré par les détails histologiques ; en second lieu, l'inflammation subaiguë et lente des tubes urinifères eux-mêmes. »

Et plus loin (1) : « Tandis que dans cette dernière affection (la néphrite diffuse primitive) le processus inflammatoire évolue de la substance corticale vers la substance médullaire, c'est l'inverse qui se produit dans la néphrite consécutive. Or, s'il m'est permis de hasarder une hypo-

(1) Rendu. Loc. cit., p. 42.

thèse, cette différence dans la marche de la sclérose rénale tient précisément à ce que dans un cas le processus irritatif est d'origine vasculaire, tandis que dans l'autre il serait d'origine tubulaire. »

Les expériences physiologiques tentées dans ces derniers temps semblent donner raison à cette manière de voir. MM. Charcot et Gombault (1), se fondant sur ce fait que quand il existe un obstacle quelconque au cours de l'urine il s'ensuit à la longue une néphrite interstitielle, ont tenté de réaliser ces conditions pathologiques par l'expérimentation. Nous ne pouvons mieux faire que de citer tout au long cette intéressante observation.

« Le 2 avril 1877, on pratiqua la ligature de l'uretère du côté droit chez un cochon d'Inde, mâle adulte. L'animal se rétablit promptement, et le 25 avril, vingt-trois jours après l'opération, on le tua par le chloroforme.

Autopsie. — Rien à noter du côté du péritoine, à part une adhérence celluleuse de l'intestin grêle au niveau de la plaie abdominale. Rien à noter du côté des viscères autres que le rein droit.

Uretère droit. — Au-dessus de la ligature, très-distendu, gros comme une plume d'oie, sinueux, rempli par un liquide trouble jaunâtre. Au-dessous du lien constricteur, le conduit bien que moins volumineux qu'au dessus, conserve encore un calibre bien supérieur (dix fois au moins) à celui de l'uretère gauche. Le liquide qui distend l'uretère

(1) Charcot et Gombault. Progrès méd., 1878, p. 81.

examiné au microscope renferme une grande quantité de globules de pus.

Rein droit. — Volumineux, d'un volume double de celui du côté opposé, pâle, jaunâtre, à surface lisse, parsemée de petites taches plus pâles. L'augmentation de volume du rein droit tient uniquement à la distension du bassinet par un liquide analogue à celui que contient l'uretère.

Une incision pratiquée sur le rein montre une dilatation considérable du bassinet et un aplatissement complet de la papille. La substance rénale, dans son ensemble, est moins épaisse que dans le rein normal. Épaisseur de la substance rénale mesurée au niveau d'une coupe passant par la papille : rein droit, 6 millimètres ; rein gauche, 14 millimètres. Épaisseur de la substance corticale : rein droit, 2 millimètres ; rein gauche, 5 millimètres. Les gros orifices vasculaires, situés à l'union de la substance corticale et de la substance tubuleuse, sont beaucoup moins visibles que ceux du côté sain.

Examen microscopique. — La capsule fibreuse du rein est très-épaissie aux dépens de l'atmosphère adipeuse dont la graisse a en partie disparu.

Substance médullaire : 1° *Papille.* — Les gros canaux collecteurs de la papille sont notablement dilatés. Ils possèdent un épithélium cubique moins élevé qu'à l'état normal. Leur cavité est remplie par de petits éléments ronds, analogues aux leucocytes ; peut-être ces éléments sont-ils le produit d'une desquamation épithéliale très-active.

Dans l'intervalle des gros canaux collecteurs, le tissu

conjonctif a quelque peu augmenté d'épaisseur et est infiltré d'un certain nombre d'éléments embryonnaires.

Dans la substance médullaire proprement dite, les tubes sont dans l'ensemble dilatés, tapissés par un épithélium cubique, et remplis pour la plupart de cellules épithéliales desquamées, petites et arrondies. Ces canaux sont séparés les uns des autres par des traînées de tissu conjonctif embryonnaire.

Substance corticale. — Les pyramides de Ferrein présentent d'une façon générale les altérations signalées à propos de la substance médullaire. C'est dans le labyrinthe que les lésions sont le plus accentuées.

Du côté du tissu interstitiel production exubérante de ce tissu, tantôt à un état d'organisation plus ou moins avancée, tantôt complétement embryonnaire, d'où épaississement des travées intercanaliculaires, De distance en distance les leucocytes infiltrent le tissu en telle abondance et sont tellement rapprochés les uns des autres qu'on a sous les yeux de véritables abcès microscopiques. Ces abcès miliaires n'ont, du reste, pas de siége de prédilection, car on les observe tantôt autour des tubes urinifères, tantôt dans le voisinage d'un glomérule, tantôt près d'une artère.

Tubes contournés. — Au premier abord quelques-uns paraissent dilatés, mais ce n'est-là qu'une apparence, comme il est facile de s'en convaincre à l'aide de la mensuration. D'une façon générale (à part quelques rares exceptions) ils sont plus petits d'un tiers que les tubes normaux. Mais leur contenu s'est complétement modifié. Au lieu d'un tube entièrement rempli d'un épithélium granuleux, comme cela s'observe à l'état normal, on a sous les yeux un *tube pourvu d'un revêtement très-régulier de cellules cubiques* et dont la cavité est complétement vide ou occupée par un amas de petites cellules rondes.

En outre de ces tubes volumineux, et qui sont peut-être les moins nombreux on en trouve un grand nombre *également tapissés par un épithélium cubique*, mais tout à fait aplati et qu'il n'est pas facile de différencier des vaisseaux sanguins et même des amas leucocytiques qui appartiennent au tissu conjonctif. Enfin on retrouve de distance en distance quelques tubes contournés pourvus d'un épithélium possédant encore plus ou moins nettement les caractères de l'état normal. A part les petits vaisseaux qui, plongés au milieu d'une gangue conjonctive enflammée, ont des parois embryonnaires, les gros vaisseaux n'ont pas subi dans leur structure des modifications bien profondes ; les parois des grosses artères en particulier paraissent saines.

Quant aux glomérules de Malpighi, il est difficile de décider s'ils sont plus riches en noyaux qu'à l'état normal. Seulement l'endothélium de la capsule de Bowman est en général plus volumineux. »

Nous avons donc affaire ici à une véritable néphrite proliférative, différente cependant de la véritable sclérose en ce qu'il n'existe point d'endartérite des vaisseaux, ce qui est le fait ordinaire dans cette dernière. De plus nous voyons se produire, dans les conditons de l'expérience, une dilatation des tubes urinifères s'étendant à la capsule de Bowman. En dehors de ces particularités on observe dans l'un et l'autre cas la même évolution pathogénique, aboutissant à la compression et l'altération consécutive des tubuli.

« Nous avons essayé, dit M. Rendu (1), de reproduire cette expérience sur un chien, en entourant l'uretère d'un anneau de caoutchouc asssez peu serré pour ne pas amener une oblitération totale de l'uretère. M. Regnard nous a prêté dans ce but le concours de son talent expérimental ; mais le gonflement résultant du traumatisme a produit les mêmes effets que la ligature complète de l'uretère. Au bout de vingt jours l'animal a été sacrifié, et l'examen histologique, pratiqué par M. Malassez, a montré qu'il s'était fait une néphrite interstitielle aiguë, allant sur quelques points à la suppuration ; en un mot, des lésions analogues au rein chirurgical. Les faits intéressants à relever dans les détails histologiques que M. Malassez a bien voulu me fournir sont, d'une part, l'intégrité, de l'épithélium presque complète ; d'autre part, l'existence d'une endartérite des petits vaisseaux ; enfin la tendance marquée vers l'organisation fibreuse que présentaient sur certains points les lésions irritatives. Il y a donc lieu de croire qu'en répétant l'expérience, de façon à ne pas oblitérer totalement l'uretère, et en choisissant des animaux dont la sécrétion rénale est moins active, on arriverait à réaliser complètement les conditions de la néphrite interstitielle consécutive. »

Cette tendance à la suppuration se remarque aussi dans l'expérience de MM. Charcot et Gombault, qui ont trouvé par place dans la substance corticale des amas de leuco-

(1) Rendu. Loc. cit., p. 86.

cytes formant de véritables abcès microscopiques. Rien de semblable ne se trouve signalé dans nos observations. Cela ne pourrait-il pas résulter du mode suivant lequel, selon nous, se produit l'augmentation de tension dans les tubes sécréteurs ?

L'inflammation qui, partie de la vessie, se propage aux reins, doit nécessairement atteindre, à un moment donné, l'orifice libre des tubes collecteurs constituant les papilles. Quand le rein doit-être atteint, une voie se trouve là toute ouverte à l'inflammation. Les tubes collecteurs sont envahis. Si, comme le veut Ludwig, ils se trouvent dépourvus de parois propres, leur épithélium reposant directement sur le tissu conjonctif ambiant, celui se trouve dans les meilleures conditions pour subir l'influence de l'irritation transmise aux canaux collecteurs. Or, cette irritation amenant sa prolifération, la compression des tubes collecteurs s'ensuit ; le liquide urinaire se trouve peu à peu soumis à un excès de tension qui a son point de départ non pas dans les uretères, comme cela a lieu dans les conditions de l'expérience, mais à l'extrémité des canaux collecteurs. De plus, la ligature d'un uretère amène dans le rein un excès de tension brusque et rapide. Il y a obstacle complet à l'émission de l'urine. Il n'en est pas de même pour les cas pathologiques. La compression ne se fait que progressivement, et les portions de la substance médullaire ne sont pas vraisemblablement toutes atteintes en même temps et au même degré. Le rein s'altère donc lentement dans un cas, rapidement dans l'autre.

La dilatation des uretères et des bassinets, signalée dans

les observations de M. Garcin, et rangée par lui au premier rang, comme cause productive de la lésion rénale, ne mérite pas, selon nous, l'importance que cet auteur lui accorde. Nous pensons que ces altérations ne se produisent que tardivement, par suite d'un défaut de résistance des parois des uretères. Quand, en effet, ces organes se trouvent dilatés, ils sont en même temps amincis, leur tunique muqueuse a disparu en grande partie. De plus, dans ces cas, la vessie a, pour ainsi dire, perdu son office de réservoir urinaire ; elle est incapable de tolérer l'accumulation de la moindre quantité d'urine, sa surface interne est fongueuse, inégale. Ces fongosités ne peuvent-elles pas, en se prolongeant dans les uretères, obstruer l'ouverture de ces conduits, sinon entièrement, du moins en partie ? L'urine alors s'accumulerait en amont de l'obstacle et dilaterait facilement les parois altérées et amincies des uretères.

Il faut aussi noter que les fibres musculaires des uretères se trouvent en majeure partie détruites ; les contractions rhythmiques de ces conduits pour aider à la progression de l'urine n'ont par conséquent plus lieu, et de là naît une nouvelle condition favorable à la stagnation de ce liquide. Dès ce moment la tension, développée dans les canaux urinifères du rein, se trouve augmentée d'une quantité égale à celle qui entraîne la distension des uretères et bassinets.

Il est possible qu'on ne retrouve pas dans les uretères et bassinets la marche ascendante de l'inflammation partie de la vessie pour atteindre le rein. Dans ces cas alors on ne trouve de dilatation ni des uretères, ni des bassinets (obs. VI). On pourrait croire alors que la cystite et la néphrite sont indépendantes l'une de l'autre. Mais n'est-il pas plus rationnel de penser qu'ici encore l'inflammation s'est propagée suivant le même mode indiqué pour les autres cas ? Les uretères et bassinets peuvent être revenus à leur état normal, rien ne s'oppose ici à ce que l'inflammation s'apaise. Pour les reins, au contraire, les conditions ne sont plus les mêmes. L'irritation de la substance médullaire a amené la prolifération conjonctive qui devient aussitôt l'origine d'une augmentation de tension dans tout le système des tubuli. La lésion rénale peut donc progresser dès ce moment indépendamment de celle de la vessie et des uretères. Le cours de l'urine se trouvant entravé dans les tubes collecteurs, il y a ralentissement de la filtration au niveau des glomérules, la tension vasculaire s'élève dans tout le système capillaire. De là une cause nouvelle favorable à l'endartérite, et par suite à la sclérose. N'avons-nous pas trouvé, en effet, dans la région corticale, les glomérules affectés aussi profondément que dans la néphrite interstitielle primitive ?

L'hypertrophie du cœur n'est pas généralement aussi bien caractérisée que dans le cas du *petit rein granuleux*. Cela tient, pensons-nous, aux différents modes d'envahissement du rein dans l'un et l'autre cas. Tandis que dans la néphrite interstitielle primitive le tissu conjonctif périvasculaire est primitivement atteint de prolifération, ce n'est que plus tard que, dans la néphrite d'origine vésicale, la région des glomérules se trouve affectée. La lésion agit donc plus rapidement sur la circulation générale dans le premier cas ; le travail du cœur est immédiatement surchargé ; tandis que dans le dernier cas la lésion n'envahit que consécutivement la substance corticale où siège surtout l'élément vasculaire du rein.

De toutes ces considérations, voici à quoi nous concluons. — Nous autorisant de l'opinion de M. Rendu, qui tend à établir un rapprochement entre la pathologie rénale et la pathologie du foie, nous pensons que s'il existe deux formes de sclérose hépatique, l'une consécutive à l'irritation de la veine porte, l'autre à la phlegmasie des canaux biliaires, on pourrait aussi bien comprendre deux variétés de sclérose rénale : l'une d'origine vasculaire (néphrite interstitielle primitive), l'autre d'origine tubulaire, qui serait aussi bien appelée *d'origine urinaire*, si l'on voulait poursuivre dans les termes la comparaison établie pour les processus pathologiques ; et nous ferions rentrer volontiers l'affection qui nous occupe dans cette dernière variété.

III

SYMPTOMES, MARCHE ET DIAGNOSTIC.

La pyélo-néphrite ascendante peut s'annoncer de diverses manières : tantôt elle s'établit en donnant lieu à des symptômes qui attirent l'attention vers les reins ; tantôt au contraire elle affecte un début insidieux; on ne se préoccupe que des symptômes de cystite, et ceux-ci, une fois amendés, on croit le malade hors de danger; tandis que la lésion rénale évolue pour ne se révéler que plus tard par des accidents contre lesquels on se trouve le plus souvent désarmé.

Les observations qui suivent sont des preuves à l'appui de ces deux modes de début. La première est empruntée au travail de M. Garcin (1).

Observation I.

Blennorrhagie; arthrite du genou; cystite; pyélo-néphrite.

Le 15 avril 1873 venait à la clinique médicale de M. le professeur A. Fabre (Hôtel-Dieu, salle Ducros, n° 16), G... (Henri), âgé de 19 ans, menuisier. Ce jeune homme sort d'un service de chirurgie, où il est entré, le 30 avril, pour une arthrite blennorrhagique du genou gauche; à son entrée cette arthrite n'avait qu'un mois de date et il n'en a été guéri qu'au bout de deux mois. La blennorrhagie a disparu en même temps que l'arthrite s'est montrée; mais lorsqu'à son tour le genou a été guéri, le malade s'est aperçu qu'il rendait des urines couleur de sang. En même temps la quantité des urines diminuait et la miction était très-douloureuse. Plus tard les besoins d'uriner deviennent incessants, et le malade a quelque peine à garder ses urines, ou plutôt il n'a pas le temps de les conserver.

Il souffrait en outre de douleurs violentes dans le bassin, douleurs s'irradiant vers les lombes et sujettes à de fréquentes exacerbations. La soif est vive, l'appétit est diminué; mais il n'y a pas d'autres phénomènes: l'état général est bon, l'embonpoint est conservé, les forces sont intactes. Nous avons interrogé en vain les divers appareils et le cœur en particulier. A une période plus tardive nous avons eu seule-

(1) Garcin. Loc. cit., p. 571.

ment, mais d'une façon tout à fait passagère, une impulsion un peu vive et des bruits éclatants; le premier bruit se prolongeait aussi légèrement, mais, purement fonctionnel, ce trouble a été aussi de courte durée. Interrogé sur le traitement qu'il a employé contre sa blennorrhagie, le malade ne peut nous donner que des renseignements vagues; il paraît avoir eu le désir de s'en débarrasser au plus tôt, et il a utilisé dans ce but la plupart des topiques en usage chez le vulgaire. L'examen de l'urine devait donc nous indiquer seul la nature et la marche de la maladie; cet examen nous montre d'abord que l'appareil urinaire était le siége d'une suppuration et d'une congestion assez intenses qui fournissaient des globules rouges et des leucocytes en abondance; puis les globules rouges et blancs disparaissent pour faire place à l'albuminurie et aux cylindres. La quantité d'urine oscille autour de la normale, les chiffres extrêmes étant 1,025 grammes et 1,800 grammes. L'urée, diminuée d'abord, augmente pendant quelques jours, pour descendre encore de 15 gr. 35 à 8 grammes 12.

La deuxième observation a été recueillie dans le service de M. Lecorché., par M. Talamon, interne des hôpitaux.

Observation II.

Blennorrhagie; cystite; pyélo-néphrite.

Le nommé Phil..., âgé de 21 ans, employé de commerce, entre le 26 juin 1879 à la Maison de Santé.

On ne trouve dans ses antécédents qu'une rougeole et une attaque de rhumatisme articulaire généralisé remontant à dix ans.

Depuis trois ans il a gagné trois blennorrhagies qui ont duré environ deux mois chacune. Les deux premières se sont passées sans complications. Le traitement institué consistait dans l'administration du copahu et en injections. La troisième date de deux mois et demi. Elle a été traitée irrégulièrement; le malade a pris à court intervalle deux petits pots d'opiat, le dernier il y a trois semaines. A plusieurs reprises furent pratiquées des injections au tannin.

Depuis huit jours sont apparus des signes de cystite du col, douleurs à la miction, besoins fréquents et impérieux d'uriner, avec un peu de fièvre dans la soirée.

Il y a trois jours que le malade a remarqué pour la première fois quelques gouttes de sang dans son urine. Le sang coulait par gouttes et pur à la fin de chaque miction; cependant les urines étaient aussi tantôt rougeâtres, tantôt troubles. En même temps se manifestèrent des douleurs dans la région lombaire, des deux côtés. Pas de traitement.

État actuel. — Garçon d'apparence robuste, disant ne pas se sentir malade. Il a bon appétit, mange comme à l'ordinaire. Il ressent seulement une légère fièvre dans la soirée et dans la nuit, accompagnée d'un peu d'insomnie. Il se plaint de douleurs en urinant; les mictions sont fréquentes. Les urines contenues dans le vase sont rouges, sanguinolentes; les parois sont tachées de quelques gouttes de sang pur, rendues à la fin de la miction. Nous le faisons uriner devant nous en ne prenant que les premières parties de l'urine rendue. Elle est trouble, un peu rougeâtre et contient au microscope de nombreux globules rouges et blancs. Elle se trouble et se prend immédiatement par la chaleur et l'acide nitrique. On ne trouve pas de cylindres.

On ne détermine pas de douleur par la pression de l'hypogastre. Mais il existe une sensation de pesanteur à la region lombaire, et la pression à ce niveau provoque de la douleur.

Pouls tranquille et plein. Cœur normal sans bruit de souffle ni dédoublement.

Rien aux poumons, au foie, ni à la rate. Constipation. — Traitement : ventouses scarifiées à la région lombaire; eau de Vittel; purgatif.

Le 28. Même état. Le malade a refusé les ventouses. Urines en quan tité normale, 1,300 grammes. Elles sont sanglantes, troubles. Albumine à flots; innombrables globules de pus. — Urée; 14, 091. D. = 1,012.

Le 29. Depuis hier le malade a rendu 2 litres d'urines, rouges, sanglantes. Miction toujours douloureuse, fréquente; les dernières gouttes sont constituées par du sang pur.

Dans la nuit sont survenues des coliques violentes; la constipation qui existait depuis quelques jours a été remplacée par de la diarrhée : à 5 selles aujourd'hui. — Pas de fièvre. — 8 sangsues au périnée.

3 juillet. Le malade se sent mieux; les douleurs de reins ont disparu. L'urine ne renferme plus de sang, mais elle contient encore des globules, de pus en assez grande quanitté. 2 litres d'urines depuis hier. Urée, 10,248. Quantité de cellules épithéliales, arrondies et cylindriques analogues aux cellules munies de queues que Neubauer et

Vogel (1) font provenir des calices et bassinets. Albumine persiste.

4 juillet. Le malade quitte la maison de santé. Les phénomènes de cystite sont moins intences ; mais il y a encore du pus dans les urines ; de l'albumine, et en outre des amas ressemblant à des cylindres épithéliaux.

Dans ces deux cas le début a été brusque, et le principal symptôme, qui a permis de soupçonner la participation des reins à l'inflammation, consiste dans la présence du sang dans les urines, se révélant à l'œil nu par la teinte rouge du liquide, et au microscope par l'existence de nombreux globules rouges et blancs. Plus tard le diagnostic s'est trouvé, du reste, vérifié dans l'observation I, par la présence des éléments épithéliaux du rein. Le malade qui fait le sujet de la deuxième observation présente les mêmes phénomènes de début du côté des urines ; il se trouve dans les mêmes conditions capables d'amener une altération permanente des reins.

On note de plus dans l'un et l'autre cas un signe local, auquel nous serions assez enclin d'accorder une importance suffisante, et capable de faire soupçonner que, quand il apparaît, la vessie n'est pas seule atteinte. Nous voulons parler de la douleur s'étendant de la vessie vers les reins, s'exagérant tantôt spontanément, tantôt par la pression exercée au niveau de la région lombaire.

L'observation VIII n'est pas moins caractéristique que les précédentes du mode brusque d'invasion. Ici on note de plus un état fébrile assez marqué, puisque la température axillaire atteint 39°,5.

L'observation qui suit est un exemple du second mode

(1) Neubauer et Vogel. De l'urine et des sédiments urinaires, p, 373.

de début; rien ici n'a pu attirer l'attention du côté des reins, et cependant il nous semble indubitable que l'irritation de ces organes ait eu son point de départ dans l'inflammation de la vessie, puisqu'on n'a pu relever dans les antécédents aucune des causes signalées au chapitre étiologique de la néphrite interstitielle.

Observation III.

Blennorrhagie; cystite; épididymite; pyélo-néphrite.

M. X..., étudiant en médecine, a contracté une blennorrhagie en 1872 et s'est soumis à l'absorption du copahu aussitôt qu'il s'aperçut de l'écoulement, sans en prendre cependant des doses considérables (6 capsules par jour). Au bout de trois semaines environ apparurent des symptômes de cystite (urines troubles, ténesme vésical et anal, besoins impérieux d'uriner aussitôt qu'ils se faisaient sentir); une épididymite du côté droit survint quelques jours après. Suspension du copahu pendant les trois semaines qu'il garda le lit. Huit jours après la cessation des phénomènes aigus l'écoulement reparut; on revint à l'usage du copahu pendant trois semaines environ. Les symptômes de cystite, qui persistaient encore à un certain degré, disparurent peu à peu, et tout rentra dans l'état normal. Pas de maladie antérieure qui mérite d'être signalée.

L'état général se maintenait satisfaisant, lorsqu'en 1877, cinq ans après ces accidents, X... s'aperçut que ses urines moussaient pendant la miction; cette mousse était persistante. Ce symptôme l'inquiéta d'autant plus qu'il crut apercevoir à quelques jours de là des scotomes de la vision. L'examen des urines fait par l'acide nitrique et la chaleur, donna un précipité albumineux assez abondant; répété à diverses reprises il donna toujours le même résultat.

X... n'a jamais ressenti de maux de reins, ni de polyurie. Jamais il n'a eu d'œdème. Il y a deux mois (avril 1879) survinrent sans cause connue des symptômes de cystite (urines muco-purulentes, ténesme, nécessité de satisfaire au besoin de la miction dès qu'il se faisait sentir). Cet état aigu persista pendant quinze jours; l'amélioration s'établit progressivement; les urines reprirent à peu près leur transparence; la vessie devint plus tolérante. On trouve encore aujourd'hui (juin 1879) dans les urines quelques filaments muqueux d'origine prostatique, entraînés avec les premières gouttes d'urine. Il se forme par le repos un dépôt muqueux au fond du verre sous forme d'amas nuageux. Désireux de savoir si ce dépôt provenait simplement de l'urèthre et de la prostate, nous avons recueilli séparément les urines rendues au début et à la fin de la miction. Aucune différence n'existait entre les deux liquides, si ce n'est que celui du début de la miction renfermait plus de filaments prostatiques. Il y a donc de la cystite en même temps que de la prostatite.

Après filtration le réactif picrique donne un léger précipité, il en est de même de la chaleur; l'acide acétique ne dissout pas ce dernier précipité. La quantité d'albumine est évaluée à 1 décigramme par litre. (Procédé d'Esbach.)

D. = 1017; urée, 21 gr. 777. (Procédé de Regnard).

Au microscope les filaments qui nagent dans l'urine sont représentés par des amas considérables de globules blancs. Ces éléments se trouvent aussi disséminés en assez grand nombre au milieu du dépôt muco-purulent.

On ne rencontre pas de cylindres.

Les troubles oculaires qui se sont prononcés, surtout depuis un an, consistent en petits globules isolés ou réunis en chapelets se rattachant aux spectres globulaires isolés, aux spectres perlés. L'examen du fond de l'œil est négatif: la papille est normale; on suit très-bien le trajet des vaisseaux rétiniens; la rétine est fortement pigmentée comme chez les personnes brunes.

L'examen du cœur ne révèle rien autre chose qu'une impulsion un peu vive de la pointe; les bruits sont normaux mais plus éclatants que d'habitude.

Plus tard, quand la néphrite est entièrement constituée, ce sont encore les troubles de la sécrétion urinaire qui dominent la scène. L'urine peut être rendue en quantité normale, mais elle est plus souvent diminuée. La polyurie semble en effet ne pas exister dans la pyélo-néphite ascendante. L'alcalinité des urines n'est pas non plus un phénomène rare à la dernière période.

Quant à l'albumine, on peut ne pas en trouver de traces au début, et ici nous dirons qu'il faut savoir faire la part de la présence du muco-pus dans le précipité que l'on obtient par les diverses réactions chimiques. Pourtant, quand la lésion est un peu ancienne on a un précipité peu abondant, mais caractéristique. Les troubles de la sécrétion urinaire ne sont donc pas aussi tranchés que dans les deux grandes variétés de néphrites parenchymateuse et interstitielle, et nous pourrions nous permettre de rapporter ce phénomène au mode d'envahissement de la substance rénale.

Cependant à la période ultime les symptômes semblent appartenir plutôt à la néphrite interstitielle. Nous avons vu qu'il pouvait se produire des troubles oculaires, une intensité plus grande de l'impulsion cardiaque, sans que l'on observe une véritable hypertrophie accompagnée du bruit de galop.

Les choses peuvent rester en l'état pendant plusieurs années, mais peu à peu d'autres accidents apparaissent; ce sont principalement des accidents urémiques (dyspepsie, vomissements aqueux, diarrhée abondante, dyspnée). Les phénomènes les plus graves sont ceux qui indiquent des désordres cérébraux (céphalalgie, somnolence, coma). C'est ordinairement là le dernier terme de l'affection.

En somme, la pyélo-néphrite a de nombreux points d'analogie avec la néphrite interstitielle. Comme cette dernière, elle présente trois périodes : une période préalbuminurique, une période albuminurique, et enfin une période urémique.

La première période est généralement de courte durée, et reste subordonnée à l'intensité de l'inflammation partie de la vessie. Nous avons déjà fait remarquer qu'elle pouvait passer inaperçue ; c'est là même le fait le plus ordinaire. Toute l'attention se trouve absorbée par le catarrhe vésical, et on ne pense à examiner les urines au point de vue de l'albuminurie que quand se montrent des symptômes dépendant de la lésion rénale (œdème, troubles oculaires, etc.).

La période albuminurique est à ce moment constituée, et, comme nous le dirons tout à l'heure, il est difficile, sinon déjà impossible, de l'entraver dans sa marche progressive et envahissante. Il y a par conséquent grand intérêt à surveiller attentivement les individus affectés de cystites, qui, après une période d'acuité plus ou moins intense, passent à l'état chronique et ne se révèlent pendant un certain temps que par des signes peu inquiétants de catarrhe vésical. Nous pensons qu'il faut combattre énergiquement toutes ces manifestations d'une phlegmasie lente et obscure qui, en raison de sa persistance, entretient du côté des reins un état congestif aboutissant en fin de compte à une lésion le plus souvent incurable. Hâtons-nous cependant d'ajouter que l'affection prise à temps peut être enrayée, ainsi qu'en témoigne l'observation VIII.

Le diagnostic de la pyélo-néphrite ascendante n'offrira de difficultés qu'au début de l'affection. Et alors qu'on sera prévenu de la difficulté de cette complication, l'examen attentif et journalier des urines décélera le moindre trouble du côté de l'appareil urinaire. Plus tard, quand la néphrite est constituée, la question se réduira à un diagnostic étiologique. Pour le formuler d'une façon précise, il faudra passer en revue toutes les causes ordinaires capables de produire l'albuminurie chronique, et rechercher enfin, si le résultat est négatif, dans les antécédents du malade l'existence d'une blennorrhagie antérieure, qui, mal traitée ou négligée, pourra avoir présidé à l'évolution d'un processus pathologique aussi grave et aussi redoutable.

Donc, étant donné une inflammation aiguë de la vessie, comme tel est le cas dans nos deux premières observations, le médecin devra pour la combattre mettre en usage toutes les ressources de la thérapeutique, en vue de prévenir son extension du côté des uretères (sangsues au périnée, à l'anus, bains tièdes prolongés, lavements émollients). Si la cystite est consécutive à une blennorrhagie, pour laquelle le malade se sera soumis à l'absorption du cubèbe et du copahu, il sera bon, croyons-nous, de suspendre aussitôt cette médication, qui pourrait ajouter son action à la congestion rénale déterminée déjà par la phlegmasie vésicale. Le régime lacté sera dans ce cas avantageusement institué, concomitamment à l'usage des eaux minérales bicarbonatées (Pougues, Contrexéville, Vittel, Evian, etc.). La prescription de l'acide benzoïque, de la térébenthine donnera aussi d'heureux effets dans maintes circonstances.

L'inflammation de la vessie tarde-t-elle à se résoudre, on devra conseiller au malade le séjour dans une des stations balnéaires susmentionnées. Si enfin, en dépit de toutes ces précautions, la néphrite semblait s'établir d'une manière définitive, il faudrait encore avoir recours au changement de lieu, qui pourra agir très-favorablement, et on épuisera toute la série des médications recommandées contre la néphrite interstitielle. On arrivera ainsi souvent sinon à enrayer complétement la marche de la maladie, du moins à retarder de longtemps l'échéance fatale.

Les observations qui suivent sont empruntées au travail de M. Garcin.

Observation IV.

État algide ; urines purulentes : mort ; cystite ; pyélo-néphrite.

Salle Sainte-Elisabeth, n° 16, le 11 octobre 1877, est entrée à l'Hôtel-Dieu (clinique médicale de M. le professeur A. Fabre) Camille Claire, blanchisseuse, âgée de 57 ans.

Ce qui frappe tout d'abord c'est l'aspect chlolériforme que présente cette malade : facies grippé, nez effilé, abaissement de la température, vomissements incessants, absence complète d'urine. Elle est, nous a-t-on dit, dans cet état depuis trois jours ; mais depuis longtemps déjà, six mois environ, elle souffre de douleurs de ventre et rend des urines très-chargées ; la miction est particulièrement douloureuse et est suivie de douleurs suraiguës, s'irradiant du pubis vers la région lombaire. Tous ces phénomènes paraissent remonter ou sont attribués par la malade à une grossesse très-accidentée datant de deux années avec accouchement laborieux, qui a laissé la malade dans un état de santé affaiblie et chancelante ; nous avons en outre de très-mauvaises conditions hygiéniques.

En présence de ces renseignements, tenant compte de la conservation parfaite de l'intelligence, de l'examen négatif du cœur, de l'appareil digestif ; tenant compte surtout de la suppression d'urine, des vomissements et de l'abaissement de la température, M. le professeur A. Fabre fait écrire au diagnostic : Urémie par néphrite interstitielle. L'examen pratiqué dans la journée donne les résultats suivants :

Etat général.— Pouls petit, fuyant à 120 ; température axillaire, 36° ; température de la main, 31,5 ; sueur visqueuse, peu abondante ; respiration 38, sans rhythme spécial, tous les muscles sont en jeu ; battements du cœur précipités, tumultueux ; congestion pulmonaire généralisée avec râles sibilants et muqueux ; langue dépouillée, très-rouge, un peu sèche; vomissements persistants (les matières vomies sont perdues); diarrhée fétide; pupilles sensibles.

Etat local. — Ventre ballonné, très-douloureux à la pression, surtout dans la région hypogastrique; au toucher vaginal nous trouvons la vessie considérablement distendue, faisant saillie dans le vagin; rien du côté de l'utérus; la malade est couchée dans un liquide sanieux horriblement fétide.

Le 12 octobre. La somnolence est devenue du coma; il y a eu cependant un peu d'agitation cette nuit; les vomissements continuent et inondent le lit; le pouls ne peut être compté; la peau est froide et sèche; température axillaire, 35°; température de la main, 30°; respiration, 40.

Soir. Aucune espèce d'amélioration. Pupilles dilatées et sensibles; pouls fuyant; respiration, 50; température axillaire, 37°; température de la main, 31°.

L'urine ne pouvant être recueillie, nous avons pratiqué le cathétérisme qui nous a fourni 135 gr. de liquide très-épais, de couleur verdâtre, d'une odeur repoussante; réaction fortement alcaline; D. 1016. Pas de précipité albumineux dans le liquide filtré et acidifié. Urée, 5 gr. 20 par litre. Au microscope, nombreux noyaux pyoïdes à noyaux multiples; granulations uriques, phosphates ammoniaco-magnésiens.

Le 13, matin. Le malade est dans un coma complet; il n'y a plus de vomissements, mais d'abondantes évacuations involontaires; la pupille est totalement fixée. La sensibilité est obtuse et les bras retombent lourdement sur le lit. La respiration est stertoreuse à 50, avec de nombreux râles sonores. Les battements du cœur sont désordonnés. Le pouls est tellement petit qu'il fuit complétement sous le doigt. La langue est sèche, rouge, complétement dépouillée d'épithélium; elle est recouverte, ainsi que les dents, les orifices du nez, par d'épaisses fuliginosités; l'abdomen s'est affaissé et la pression n'y réveille plus de douleur.

Soir. La malade est en pleine asphyxie. La mort survient à 10 heures.

Nous avons recueilli par le cathétérisme 90 gr. d'une urine à aspect sanieux, à odeur fétide. Le liquide est de couleur brunâtre, visqueux, filant et dépose rapidement. D. 1015, réaction alcaline. Ni sucre, ni albumine. Urée, 2 gr. 25 par litre; même aspect au microscope que la veille. L'autopsie est pratiquée le 15 octobre.

Thorax. — Un peu de liquide citrin dans les plèvres. Quelques adhérences lâches et disséminées; les poumons sont le siége d'une congestion généralisée assez intense. Le cœur généralement augmenté de volume, est flasque et mou et chargé d'une certaine quantité de graisse. A la coupe les parois amincies ont cette coloration feuille morte caractéristique de la dégénérescence graisseuse. Les valvules sont saines, mais les orifices auriculo-ventriculaires fortement dilatés et insuffisants, ainsi que le montre l'épreuve de l'eau. Les valvules aortiques sont intactes et fonctionnent bien. Pas d'inflammation bien accusée le long de l'aorte ni dans le reste du système artériel.

Encéphale. — La dure-mère est légèrement adhérente à la voûte crânienne. Vascularisation assez notable de la pie-mère et de l'arachnoïde avec infiltration œdémateuse très-prononcée de cette dernière. L'encéphale présente cette sensation particulière de caoutchouc qui indique l'œdème; le liquide ventriculaire est abondant.

Abdomen. — Rien de particulier.

Appareil urinaire. — Les reins, examinés en place, paraissent avoir leur volume normal. Il est cependant un peu diminué pour le rein droit. Du côté du hile, le bassinet fait une saillie notable et se continue avec des uretères volumineux.

La capsule corticale, d'aspect terne et de couleur gris-plomb, est sillonnée de quelques vaisseaux dilatés et parsemée de plaques ecchymotiques; elle se détache du reste assez facilement de la substance rénale.

Rein droit. — Diminution de volume, surface lisse, brillante, mais inégale et bosselée avec petites pertes de substances et kystes de la grosseur d'un pois remplis d'un liquide jaunâtre.

A la coupe le bassinet est considérablement dilaté et paraît refouler la substance rénale vers la périphérie; au point de jonction le tissu fibreux du bassinet et la substance rénale semblent se confondre sur quelques points. Les ouvertures des calices semblent avoir disparu, on n'en trouve plus que quelques-unes ressemblant plutôt à de simples pertuis. Ces pertuis conduisent dans des poches kystiques répandues dans l'épaisseur du rein. La substance rénale, d'aspect nacré et de coloration uniforme, ne présente plus de distinction des deux substances; il n'y a plus que quelques vestiges de pyramides s'avançant sur le bassinet. Ailleurs, c'est l'aspect du tissu lardacé. Le rein est dur et résistant au scalpel; des coupes multipliées ne montrent pas de vestiges de la disposition lobulaire normale. On y trouve, par contre, de nombreuses dilatations kystiques et des plaques de dégénérescence; les vaisseaux pour la plupart sont oblitérés; l'artère rénale est épaissie, la veine est affaissée et vide de sang. A la dilatation du bassinet fait suite la dilatation de l'uretère qui va diminuant de haut en bas; ses parois sont amincies et presque transparentes; le bassinet et l'uretère contiennent une certaine quantité d'urine fétide.

Rein gauche. — Volume normal, surface lisse, d'aspect varié. A la coupe : bassinet dilaté, sans ouvertures distinctes des calices, se confondant d'un côté avec la substance rénale de l'autre très-nettement limité par une bande fibreuse d'aspect jaunâtre. La substance rénale occupe une place un peu plus considérable que dans le rein droit; mais il n'y a pas non plus de distinctions de régions; les pyramides semblent avoir disparu; on y trouve en outre quelques travées de tissu conjonctif et une trame abondante de ce tissu au milieu duquel sont plongés les lobules du rein qui se présentent sous l'aspect de masses informes; le rein est en outre parsemé de nombreux kystes de petit volume, et plein du même liquide que le rein droit. L'uretère, moins dilaté que le droit, a des parois plus épaisses.

La vessie, petite, contractée, ne contient qu'une très-petite quantité d'un liquide analogue à celui que nous avons analysé; ses parois sont très-épaisses, et la surface interne, presque dépourvue de muqueuse, est recouverte de nombreuses ulcérations; l'urèthre nous a paru intact.

Examen microscopique. — *Rein droit* : La coupe pratiquée au niveau de la substance pyramidale a pris par le carmin une coloration intense. On y voit un tissu conjonctif abondant, proliférant d'une façon très-nette autour des tubes collecteurs considérablement dilatés; les parois de ces tubes sont épaissies et comme renforcées par une couche de prolifération composée d'éléments embryonnaires jeunes ou adultes; à l'intérieur on y trouve une matière granuleuse tenant la place de l'épithélium qui a à peu près disparu. Le tissu conjonctif jeune ou à un degré d'organisation plus avancée constitue une sorte de tissu aréolaire à mailles quelquefois assez grandes, contenant un certain nombre de cellules rondes, petites, quelques-unes remplies de granulations, d'autres contenant simplement un noyau. Dans quelques points où le tissu d'inflammation est plus abondant et complétement organisé il contient en outre des plaques de dégénérescence graisseuse. A ce même niveau on trouve encore des points où le tissu nouveau a complétement remplacé la substance rénale; la préparation présente alors l'aspect qu'a toute sclérose interstitielle au degré ultime de son évolution. Le tissu conjonctif y apparaît seul tout d'abord, il faut une certaine attention pour y démêler quelques vestiges des éléments du rein; les quelques tubes qui restent sont granulo-graisseux; les glomérules de Malpighi sont tellement atrophiés qu'il est impossible d'en reconnaître la nature si l'on ne procède par comparaison; les quelques vaisseaux qui y sont renfermés ont des parois très-épaisses et sont complétement oblitérés.

Si, par une coupe longitudinale, nous allons maintenant vers la substance corticale, nous trouvons la préparation plus colorée vers le centre; moins colorée à la périphérie. Dans la région fortement colorée apparaissent de grandes travées conjonctives renfermant un certain nombre de tubes perdus dans le tissu conjonctif; la région moins colorée nous présente les nombreuses sections de canalicules, quelques tubes en anses et des glomérules de Malpighi perdus dans le tissu embryonnaire qui tend à s'organiser, et se trouve composé surtout de petites cellules rondes. Les tubes à parois épaissies sont remplis d'épithélium granuleux ou de granulations protéiques; les vaisseaux sont généralement oblitérés et participent à l'inflammation. A mesure que nous atteignons la région corticale et en nous rapprochant de la périphérie, nous voyons se multiplier les éléments embryonnaires jeunes, petites cellules rondes, éléments fusiformes, dissociant entièrement les éléments du rein; les tubes granuleux sont comme perdus au milieu de ce tissu embryonnaire.

Rein gauche : Dans la région pyramidale, on ne retrouve que très-peu d'éléments normaux du rein, si ce n'est quelques tubes collecteurs avec épithélium granuleux ou sans épithelium ; le tissu conjonctif envahit la région et y forme d'épaisses travées refoulant le parenchyme rénal à la périphérie. Ces travées de formation nouvelle contiennent quelques canalicules dilatés, d'autres au contraire oblitérés, et aussi des plaques de dégénérescence graisseuse. Au niveau de la zone limitante se voient de nombreuses sections de tubes, collecteurs ou droits (mais on ne peut en reconnaître la nature que par le calibre), plongés dans une abondante prolifération conjonctive. Quelques-uns de ces tubes sont comprimés; d'autres contiennent encore de l'épithélium en cellules isolées ou en couche plus complète tapissant la paroi, mais il en est où l'épithélium graisseux, plus ou moins abondant, va jusqu'à obstruer le tube. A côté des tubes ainsi obstrués on voit des canalicules ou des espaces clairs avec petites cellules rondes. Les artères ont leurs parois épaisses et sont oblitérées par un caillot bien formé. Dans la substance corticale les éléments embryonnaires sont en amas plus ou moins considérables, au milieu desquels sont plongés les tubes contournés ou les canalicules plus ou moins déformés ne contenant que très-peu d'épithélium ou seulement des granulations protéiques. Les glomérules de Malpighi sont déformés et altérés profondément.

Observation V.

Uréthrite; cystite; pyélo-néphrite; mort.

Le 17 octobre 1877 entre à l'Hôtel-Dieu, salle Sainte Elisabeth, n°12 (clinique médicale de M. le professeur A. Fabre), G... (Rose), couturière, âgée de 28 ans, habitant Marseille. Cette femme, profondément amaigrie, à facies cachectique, était malade depuis deux ans. Après des interrogatoires répétés, nous trouvons dans les antécédents l'existence non douteuse d'une uréthrite paraissant remonter à quatre années au moins. Cet écoulement l'a d'abord peu inquiétée, puis ont apparu des symptômes de cystite (sensations de brûlure, de chaleur ardente dans le canal, douleurs intolérables s'irradiant le long des aines, des cuisses, vers la région lombaire et persistant plus tard après la miction jusqu'à revêtir le type continu). Des anomalies de la sécrétion urinaire ont aussi tourmenté la malade; envies fréquentes d'uriner, abondance extrême d'une urine claire, limpide; puis miction difficile; urine rare, colorée avec dépôts: plus tard enfin urine rare, claire, mais fétide. Depuis deux ans la maladie tend à s'aggraver. Les forces ont considérablement diminué, et depuis un mois environ les troubles des autres appareils sont venus aggraver l'état de la malade. Ce sont des troubles digestifs : défaut d'appétit, vomissements, diarrhée coliquative.

L'attention est d'abord attirée sur la sécrétion urinaire. Les urines ont un aspect franchement purulent, elles sont en petite quantité. Plus tard la miction étant devenue difficile et douloureuse, il a fallu recourir au cathétérisme.

Le 25. Urines des 24 heures, 542 gr. D. 1007. Urine purulente, réaction neutre, précipité rapide et abondant; pas de réaction à la potasse et à la liqueur de Fehling. Phosphates, pas de traces; chlorure,

20 gr. 2; urée, 15 gr. Albumine : urine non filtrée, 6 gr.; urine filtrée, pas de traces (méthode d'Esbach).

A l'examen microscopique on voit de nombreuses cellules rondes à contenu granuleux dont quelques-unes ont un noyau très-sensible à l'acide acétique. Nombreux cylindres épithéliaux granuleux et granulo-graisseux.

Le 27. Même aspect purulent avec un dépôt grisâtre un peu moins abondant : Q. 520 gr., D. 1010. Réaction très-légèrement acide. Urée, 11 gr. 3 ; chlorure, 26 gr. Phosphates, traces. Albumine : urine non filtrée, 1 gr. 10; urine filtrée, 0 gr. 75. Au microscope ce sont les globules purulents qui dominent.

Le 9 novembre. Urine jaune sale, très-peu abondante. Dépôt muco-purulent. D. 1007. Réaction neutre. Albumine, 1 gr. ; urée, 6 gr. 30 par litre. Au microscope globules pyoïdes, dépôts épithéliaux en cylindres.

En même temps que ces altérations de l'urine, on note du côté de l'appareil urinaire des douleurs très-vives vers la vessie, des pertes involontaires d'urine avec épreintes intolérables. Du côté de l'appareil digestif, défaut d'appétit absolu, nausées continuelles et vomissements assez fréquents. Alternatives de constipation et de diarrhée. La langue est rouge, sèche, fendillée, la soif est très-vive, mais les boissons ingérées sont souvent rejetées.

Au cœur, M. le professeur Fabre note d'abord (12 octobre) un bruit de galop bien net ; puis ce bruit disparaît; l'impression cardiaque semble plus modérée, mais elle va en s'affaiblissant (9 novembre). Le pouls est généralement petit, très-fréquent, la température oscille autour de 36°. Congestion et œdème pulmonaire provoquant de l'oppression. Abattement général, collapsus nerveux complet.

Le 10, à 10 heures du matin, mort.

Autopsie. — *Thorax*. Congestion pulmonaire généralisée avec foyer pneumonique au sommet droit. Adhérences pleurales.

Cœur flasque, couleur jaunâtre, avec dégénérescence graisseuse. Rien aux orifices ni dans les artères.

Appareil urinaire. — La surface interne de l'urèthre est fortement colorée en rouge brun. Nombreuses ulcérations plus ou moins végétantes. La muqueuse se confond avec les tissus avoisinants et semble avoir disparu. La *vessie* très-petite, ne contenant pas d'urine, est complétement revenue sur elle-même. Parois épaissies, très-dures.

Sa surface interne a un aspect analogue à celui de l'urèthre. Les ouvertures des uretères sont complétement masquées. Le bas-fond semble en pleine végétation. Les uretères présentent l'un et l'autre une disposition différente. A son embouchure dans la vessie l'uretère droit est réduit à un simple fil ; en remontant son calibre antérieur augmente pour former avec le bassinet une dilatation énorme qui fait saillie hors du rein. Dans l'uretère gauche la dilatation commence à la partie inférieure et va augmentant à mesure qu'on se rapproche du bassinet qui fait hors du rein une saillie énorme. Les parois de cet uretère sont minces, celles de l'uretère droit sont très-épaisses. Le rein droit est énorme ; la capsule très-adhérente ne peut être détachée, elle a un aspect grisâtre présentant çà et là quelques plaques jaunes. A la coupe il n'y a plus trace de structure normale. Ce rein est tout entier transformé en une masse de tissu conjonctif et graisseux au sein duquel se trouvent de nombreuses dilatations kystiques. Il est difficile de trouver quelques vestiges de tissu rénal.

Dans le rein gauche l'altération est beaucoup moins avancée. Le volume du rein n'est que peu augmenté, mais le bassinet occupe encore une place considérable et il n'y a pas d'ouvertures distinctes des calices. La capsule est très-épaisse et se détache plus facilement ; la surface des reins est légèrement bosselée. A la coupe, la substance rénale refoulée vers la périphérie est le siége d'une congestion intense et a une coloration brune uniforme ; les lobules sont confus, dissociés et aplatis ; à la partie supérieure seulement on peut distinguer des pyramides en voie d'atrophie et de disparition. Le rein est en outre sillonné de quelques travées épaisses de tissu conjonctif et contient un grand nombre de kystes, généralement assez volumineux, les uns remplis de liquide verdâtre, les autres contenant des débris organiques.

Examen microscopique. — Rein droit. — Le tissu rénal a presque totalement disparu. Le rein est transformé en une masse de tissu conjonctif renfermant dans ses mailles d'énormes îlots graisseux. C'est du reste ce que nous avait montré l'examen à l'œil nu ; sur quelques points seulement on retrouve des amas de tubes granuleux, mais la presque totalité est composée de grandes travées d'un tissu conjonctif ancien et bien organisé, renfermant avec les plaques graisseuses des vaisseaux oblitérés. Une étude plus complète nous montre que ce tissu est formé de fibres d'inégales dimensions complétement développées, les éléments jeunes y sont peu abondants. Les tubes urinaires remplis de matière granuleuse ou en pleine dégénérescence graisseuse sont dissociés par le processus inflammatoire.

Rein gauche. — L'altération est moins avancée, mais la substance rénale, refoulée vers la périphérie, est le siége d'une congestion intense et on n'y aperçoit qu'une disposition lobulaire très-confuse, elle est en outre sillonnée de travées conjonctives assez épaisses et interrompue par un certain nombre de petites dilatations kystiques. C'est aussi dans la pyramide que le produit de l'inflammation a acquis son plus haut degré de développement. On y voit de grandes travées conjonctives séparant des groupes de tubes collecteurs, les uns dilatés, les autres comprimés dans le tissu d'inflammation, composé de fibres complètes et d'éléments embryonnaires plus jeunes contenant aussi des plaques de transformation graisseuse. On voit nettement en un point des amas d'éléments embryonnaires enfermant des tubes plus ou moins complètement oblitérés. En remontant un peu et en examinant une coupe horizontale, on voit les nombreuses sections de canalicules, les uns enfermés dans un tissu embryonnaire abondant, d'autres moins serrés, plus libres, affectant une disposition aréolaire plus lâche.

Dans ce dernier point le tissu embryonnaire se compose d'éléments plus jeunes ; dans les points où la trame est plus serrée l'organisation est aussi plus avancée et l'on a alors de grandes travées conjonctives allant d'un canalicule à l'autre renforçant les parois de quelques canalicules ou bien les déprimant et les déformant. Dans un grand nombre de tubes, l'épithélium est asset net, laissant libre l'orifice du tube ; dans d'autres il est granuleux, et assez abondant pour produire l'obstruction complète. A ce niveau les artères ont des parois épaisses et sont totalement oblitérées, tandis que les grandes divisions du sommet de la pyramide nous avaient paru normales.

Les tubes granuleux apparaissent très-manifestes dans la zone limitante où se rencontrent encore des travées conjonctives mais où l'on trouve beaucoup plus d'éléments jeunes ; l'altération est plus marquée dans les tubes en anse et les tubes contournés ; dans les tubes droits l'épithélium qui est conservé n'est pas altéré. mais il y a disparu en grande partie ; quelques-uns de ces tubes cependant contiennent des cellules granuleuses ou graisseuses. On trouve aussi un certain nombre de canalicules dilatés et remplis de granulations protéiques très-brillantes. Tous ces éléments sont entourés d'une quantité considérable de cellules embryonnaires, l'élément fibrillaire est encore peu abondant, les fibres sont disséminées. Dans la région corticale les éléments embryonnaires jeunes sont en pleine multiplication ; la préparation fortement colorée montre les sections longitudinales ou horizontales des tubes entièrement renfermés dans le produit inflammatoire, et représente une masse compacte sans la moindre lacune. La coupe transversale des canalicules, examinée à 350 diamètres nous montre des parois infiltrées d'éléments embryonnaires, se confondant avec le produit environnant ; à l'intérieur, de grandes cellules polygonales, avec des noyaux distincts ou remplis de granulations ; quelques canalicules sont totalement obstrués. Il en est de même des sections longitudinales qui se perdent dans la masse proliférante et qui contiennent surtout des granulations graisseuses; quelques tubes semblent interrompus et en voie de disparition. Les artères ont subi aussi l'inflammation ; en partie obstruées et à parois très-épaisses. La disposition topographique des tubes est assez bien conservée ; leur arrangement en séries longitudinales se distingue très-bien.

Comme le rein, la vessie et les uretères avaient subi des désordres profonds.

Observation VI.

Cystite; pyélo-néphrite; athérome de l'aorte.

Au numéro 26 de la salle Aillaud (clinique médicale de M. A. Fabre) entrait le 4 mars 1878, à l'Hôtel-Dieu, Eugène Morel, chauffeur, âgé de 61 ans.

Cet homme, à teint anémique, à visage œdématié, nous dit souffrir principalement d'oppression, de dyspnée, à laquelle vient se joindre de temps en temps des accès de suffocation accompagnée de violentes quintes de toux. Il a d'habitude des crachats très-épais, jaunes ou verts, abondants. Ce qui incommode encore plus le malade, c'est la gêne qu'il éprouve dans la miction ; la miction est très-douloureuse, l'urine sort lentement, goutte à goutte, et les besoins d'uriner sont fréquents. Le malade nous dit que son urine est d'ordinaire trouble, chargée, quelquefois aussi très-claire. Tout cela cependant n'empêchait pas le malade de travailler ; mais voici que depuis deux ans environ il se fatigue facilement au travail ; il s'aperçoit que ses forces diminuent, qu'il perd l'appétit, qu'il a parfois des vomissements et de la diarrhée. Il est aussi devenu assez maigre et c'est à bout de forces qu'il est entré à l'hôpital.

Antécédents — avoue un peu d'alcoolisme; blennorrhagie de vieille date ; pas d'autre maladie.

État actuel.— Bouffissure du visage, légère infiltration des membres inférieurs ; décoloration anémique très-prononcée. Langue rouge, dépouillée ; diarrhée assez abondante. Pas d'appétit. Auscultation : râles muqueux et sous-crépitants indiquant la bronchite chronique ; crachats muco-purulents. Au cœur, augmentation très-notable dans l'étendue des battements cardiaques, frémissement très-sensible à la main ; à la pointe bruit anormal, mais les bruits normaux sont très-éclatants. A la base le premier bruit est un peu faible ; le second bruit est éclatant et un peu prolongé. Souffle carotidien et souffle crural. La miction est toujours difficile et douloureuse. Pouls 90, dur, un peu inégal des deux côtés. T. ax. 37° ; T. de la main 36°,2; Resp. 28.

Cet état se maintient quelques jours, pendant lesquels le malade, remonté par le repos et le traitement employé (arsenic, toniques, viande rôtie), éprouve un peu de mieux : il se lève et peut descendre au jardin. Mais le 9 mars à la visite du soir, nous le trouvons couché dans son lit et profondément affaissé, parlant à peine ; il nous dit avoir eu une indigestion. Il y a eu en effet quelques vomissements et cinq garde-robes assez abondantes ; la quantité d'urine rendue dans la journée a été insignifiante et la miction très-douloureuse, ne s'est faite que goutte à goutte. La peau est froide et sèche ; le pouls petit, fréquent, les battements du cœur sont tumultueux. T. ax. 36° ; T. de la main 32° ; Resp. 46.

Le 10. Le malade est en pleine agonie ; la nuit s'est passée dans le coma, avec quelques vomissements dans la soirée et des selles involontaires. T. ax. 39°.

Voici maintenant l'analyse des urines : 5 mars, quantité rendue depuis 3 heures du soir (4 mars) à 10 heures du matin : 900 gr. ; urine laiteuse, acide ; D. 1006. Urée, 11 gr. 25 ; pas de traces de sucre.

L'urine ne précipite pas par la chaleur, mais se trouble légèrement, et se colore immédiatement en rouge par l'acide nitrique. A froid la coloration par l'acide nitrique est franchement rosée. Pas de précipité albumineux par la méthode d'Esbach.

Au microscope nombreux débris épithéliaux et tubulaires. Granulations uriques.

Le 6. Q. 500 gr. ; un peu moins trouble, D. 1008; acide. Urée, 11 gr.

Le 7. Q. 1,000 gr. ; plus claire. D. 1006, acide. Urée, 10 gr.

Le 8. Q. 1,200 gr., nuageuse. D. 1008 ; faiblement acide. Urée, 6 gr. 30.

Le 9. Q. 900 gr. D. 1011; alcaline. Urée, 8 gr. 70.

Le 10. Émission involontaire. Mort.

Autopsie. — 11 mars, 10 heures du matin.

Appareil urnaire. — La prostate examinée avec soin nous a paru normale. Dans l'urèthre, la muqueuse est épaissie et présente de petites altérations surtout dans la portion prostatique. Le col de la vessie n'offre rien de particulier. Les uretères dilatés surtout sur leur partie supérieure aboutissent à un bassinet très-développé, qui fait saillie hors du rein, du côté gauche surtout.

Rein droit. — Volume normal, bosselé. Enfoncements cicatriciels ; la capsule fibreuse, lisse, mince, se détache difficilement. Au-dessous le rein apparaît comme une masse compacte grise, dure. A la coupe on ne saurait distinguer les deux substances. Coloration uniforme, blanc rosé, se confondant avec le bassinet. A la périphérie on retrouve quelques points plus colorés, vestige de la substance rénale ; ailleurs le parenchyme est creusé d'un certain nombre de petites cavités kystiques et sillonné de tractus conjonctifs plus ou moins volumineux.

Rein gauche. — Diminué de volume ; l'espace occupé par le bassinet est plus considérable et la substance rénale est comme refoulée à la périphérie, on n'y trouve plus que quelques points plus colorés représentant la substance rénale. Les pyramides ont disparu, une seule languette faisant saillie dans le bassinet les représente. On aperçoit aussi quelques ouvertures des kystes et le tissu conjonctif remplace en certains points le parenchyme rénal.

Encéphale. — Une quantité considérable de sérosité s'écoule de la surface de l'encéphale, elle est très-abondante à la base et dans les ventricules. Le cerveau présente une rénitence élastique très-marquée.

Cœur. — Hypertrophie avec dilatation du ventricule gauche, dilatation de la partie ascendante de l'aorte avec transformation athéromateuse. Cirrhose atrophique du foie au début.

Examen microscopique. — Dans le rein gauche, c'est l'atrophie qui domine ; l'augmentation de volume qu'a subie le rein droit n'est, pour ainsi dire, qu'apparente, car elle est due à la distension énorme du bassinet, aux nombreuses dilatations kystiques qui ont creusé le rein et aux grandes et épaisses travées conjonctives qui en sillonnent la surface, augmentées de plaques graisseuses. Si nous examinons à un faible grossissement les coupes de ce rein prises dans la substance pyramidale, nous avons des préparations mal colorées où abondent la matière granuleuse et les éléments graisseux ; on n'aperçoit que quelques travées conjonctives colorées en rose ; l'ensemble de la préparation a une coloration jaunâtre. Un grand nombre de canalicules sont dilatés, à contours mal définis où à parois épaissies par le tissu embryonnaire nouveau qui sépare ces tubes. A l'intérieur des tubes l'épithélium a disparu en grande partie, ou bien il est granuleux. Dans un grand nombre on ne trouve qu'un amas de matière protéique remplissant entièrement le calibre des tubes. La prolifération embryonnaire sépare complètement les tubes, et, en certains points, est assez abondante pour absorber la substance rénale et se développer à sa place ; on ne trouve plus alors que des vestiges de tubes déformés ou totalement oblitérés. Les grands embranchements de tubes collecteurs sont déformés, à contours irréguliers ; leur parois très-épaisses, sont garnis d'éléments embryonnaires et d'éléments conjonctifs abondants. Toute cette masse conjonctive est creusée en outre de vacuoles assez nombreuse.

Si nous remontons maintenant vers la périphérie par une coupe longitudinale, nous voyons la prolifération embryonnaire toujours très-abondante, le tissu conjonctif nouveau complétement organisé par places, des canalicules dilatés et des tubes généralement dépourvus d'épithélium. Les artères qu'on y rencontre ont des parois très-épaisses et sont le siége d'une endartérite très-avancée ; les veines sont aplaties. L'étude de la zone corticale est très-intéressante. Les canalicules et les tubes s'y montrent sous des coupes horizontales ou longitudinales, les uns entourés d'éléments embryonnaires en prolifération ; noyaux isolés, petites cellules rondes, pour la plupart sans noyau, corps fusiformes, éléments fibrillaires entremêlés de granulations graisseuses ; l'autre partie des tubes apparaît dilatée, bien soutenue par des travées épaisses d'un tissu conjonctif complétement organisé. Sur les coupes horizontales, les parois assez épaisses sont formées d'un tissu conjonctif très-solide, qui envoie des prolongements se continuant avec les cloisons qui séparent les canalicules voisins ; il est de ces orifices qui mesurent seulement 18 μ, mais c'est là leurs petit calibre. L'épithélium y est tantôt clair, aplati contre la paroi, tantôt épais, granuleux, oblitérant plus ou moins les caniculaires et, dans le cas où l'observation est complète, entremêlée de granulations graisseuses. Les tubes apparaissent d'ordinaire granuleux ou graisseux, quelques-uns à parois épaisses, d'autres à parois minces, mal limitées, déchirées; d'autres tubes sont clairs et transparents par la matière hyaline. Quelques canalicules sont suffisamment dilatés pour constituer de véritables espaces vacuolaires où l'épithélium manque ou est altéré. On trouve aussi dans le tissu conjonctif lui-même de grands espaces libres où se voient des débris de tubes et quelques éléments cellulaires.

Les glomérules de Malpighi apparaissent profondément altérés; le paquet vasculaire y est complétement méconnaissable et laisse un espace libre du côté de la capsule. Les artères sont oblitérées et ont leurs parois épaissies.

Dans le rein gauche l'inflammation va aboutir à l'atrophie; la subtance pyramidale est méconnaissable, transformée en masses conjonctives sillonnées de vacuoles nombreuses et de canalicules, les uns béants, dépourvus d'épithélium, les autres oblitérés par l'épithélium granuleux ou des amas graisseux. Les vaisseaux s'y montrent avec leurs parois épaisses. En remontant vers la zone corticale on trouve le tissu d'inflammation à des degrés divers d'organisation, soit à trabécules épaisses, soit sous formes d'amas embryonnaires qui renferment de petites cellules rondes, et aussi des éléments graisseux et des fragments de tubes. Dans les points où l'organisation est plus avancé serpentent des éléments fibrillaires, des travées conjonctives, de dimensions diverses, unissant entre eux les divers canalicules. Toute cette masse est compacte, les vacuoles y sont rares. Les tubes ou canalicules sont dilatés, quelques-uns ne comprenant que des débris d'épihélium granuleux. Par places, les canalicules forment un réseau très-régulièrement dessiné. L'altération des glomérules de Malpighi est très-avancée; il en est de même de celle des artères. Dans la substance corticale et à la limite de l'organe, les tubes granuleux ou graisseux sont plongés dans une abondante prolifération embryonnaire interrompue par de nombreuses vacuoles sillonnées de canalicules dilatés.

Observation VII.

Vomissements incoercibles; algidité; mort; cystite avec perforation; péritonite pelvienne) néphrite interstitielle aiguë.

Salle Sainte-Julie, nº 7, à l'hôpital de la Conception, entrait, le 7 septembre 1878, D... (Michelle), âgée de 19 ans. Cette jeune fille est profondément amaigrie. La peau du visage a une coloration jaunâtre, les yeux sont enfoncés dans l'orbite. Elle dit être malade depuis une huitaine de jours et souffrir de violentes coliques; il y a des garde-robes rares et difficiles et des vomissements fréquents; très-peu d'urine avec cela. Le pouls est petit et très-rapide, et il y a une différence notable à la main entre la température centrale et celle des extrémités; cette différence est indiquée ainsi par le thermomètre (notes recueillies par M. Morel, interne du service :

10 septembre matin : T. ax. 37°. T. main, 28°,5. — Soir : T. ax. 31°,5. T. main, 29°,3.

Le 11, matin : T. ax. 37°,6. T. main, 36°. — Soir : T. ax. 37°. T main, 31°,3.

Nous crûmes d'abord à l'urémie, mais l'absence de tout renseignement ne nous permettait pas d'établir la cause de cette urémie; il en fut de même de l'analyse de l'urine. Le liquide fortement coloré, épais et louche, avec dépôt abondant d'urates et de phosphates, contenait 23 grammes d'urée par litre; nous n'avons pu malheureusement en avoir la quantité totale des 24 heures, elle était en tout cas de beaucoup inférieure à la normale. D'autre part l'extrême ballonnement et la douleur du ventre, la constipation résistant aux purgatifs, des vomissements verdâtres ne donnant à l'hypobromite de soude que quelques rares bulles de gaz, semblaient nous indiquer la péritonite ou l'occlusion intestinale; le diagnostic resta en suspens, mais dans notre esprit la néphrite tenait toujours le premier rang. Quoi qu'il en soit, l'évolution morbide fut de courte durée et la malade succombait le 13 septembre dans le coma et l'algidité.

L'autopsie, pratiquée le lendemain par M. Marnac, devait nous révéler des lésions intéressantes. L'abdomen est fortement distendu et sillonné de nombreuses vergetures; en l'ouvrant avec précaution on déchire quelques adhérences dans la région hypogastrique. Le péritoine n'est pas épaissi ; il a une coloration grisâtre et ne contient que très-peu de vaisseaux vides; il n'y a pas de traces de tubercules et en débarrassant la surface de quelques débris qui la recouvrent, elle apparaît complétement lisse et brillante. Cette intégrité est surtout complète dans la région supérieure de l'abdomen ; dans la zone inférieure le péritoine a perdu de son poli et est recouvert de débris grisâtres plus abondants, qui sont mieux fixés, mais que l'on enlève cependant avec assez de facilité sans déchirer la membrane. L'intestin ne présente pas de perforation ni d'altération de la paroi ; l'examen de la surface interne est aussi négatif. Mais en essayant de détacher le rectum, nous éprouvons une certaine résistance et, à la suite d'uu effort plus violent, un flot de pus s'échappe du cul-de-sac recto-vaginal : c'est un liquide épais, grisâtre, à flocons analogues à ceux que nous avons remarqués sur le péritoine. Il est contenu dans une poche qui se continue avec la vessie ; le péritoine a été perforé à ce niveau ; les organes génitaux sont complètement isolés; le rectum est aussi intact. C'est dans la vessie qu'est le point de départ.

L'examen du réservoir urinaire à l'extérieur nous montre une coloration rougeâtre, une poche modérément distendue. A l'ouverture, les parois sont épaisses, dures ; la vessie est revenue sur elle-même et est sillonnée de plis nombreux et d'anfractuosités. La muqueuse est ulcérée sur certains points, semble bourgeonner en d'autres; elle est ortement colorée en brun rougeâtre. Dans le bas-fond de la vessie, au niveau de l'embouchure de l'uretère droit, se voit un pertuis qui nous conduit dans la poche purulente qui s'est formée sous le péritoine. Mais nous trouvons en même temps dans la vessie une dizaine de petits calculs d'acide urique, de la grosseur d'une graîne de poire ; et de ces calculs, nous en trouvons aussi dans la poche purulente. Il nous a été impossible de distinguer l'embouchure de l'uretère qui semble s'ouvrir dans l'abcès. Du côté gauche l'orifice est bien distinct.

L'uretère droit, à sa partie inférieure, a des parois épaissies, et son calibre est diminué ; nous ne trouvons pas d'altération notable à sa partie supérieure, ni d'altération du bassinet. A gauche on ne saurait noter qu'une légère dilatation ; pas d'altération des parois. Les reins sont augmentés de volume ; ils présentent l'aspect particulier du *rein gros et blanc*. La capsule s'en détache assez facilement. La surface est granuleuse et présente de grandes plaques jaunâtres faisant saillie sur la coloration rosée du reste de l'organe. A la coupe le bassinet paraît avoir ses dimensions normales, les orifices des calices sont bien apparents, les pyramides bien dessinées pour la plupart. L'altération est étendue à droite; à gauche domine sa congestion. A la partie moyenne du rein droit et à la partie inférieure près de l'origine du bassinet, on ne distingue plus les régions pyramidale et corticale; la substance rénale se présente sous l'aspect d'une masse jaunâtre granuleuse, qui occupe toute la hauteur et toute la profondeur du parenchyme en se prolongeant entre les pyramides restées intactes. Du côté gauche, c'est la partie moyenne qui est surtout altérée. Quelques pyramides sont volumineuses et semblent dissociées; la substance corticale est le siége d'une congestion intense.

Examen microscopique. — Dans la substance pyramidale nous trouvons des travées conjonctives bien développées contenant aussi des éléments jeunes et des cellules graisseuses; un certain nombre de tubes paraissent avoir conservé leur volume normal, mais il en est beaucoup de comprimés; l'épithélium est généralement graisseux. La coupe de la substance corticale à l'aspect d'une surface granuleuse, présentant de nombreux éléments embryonnaires jeunes, au milieu desquels les tubes urinifères semblent perdus, sans aucune disposition topographique, plus ou moins oblitérés par de l'épithélium granuleux et des éléments embryonnaires. Un certain nombre de canalicules apparaissent dilatés. Compacte en certains points, la coupe est ailleurs parsemée de petites vacuoles, à la périphérie desquelles se voient les sections des tubes et contenant aussi des cellules granuleuses ou des éléments embryonnaires jeunes. L'altération des glomérules de Malpighi est considérable; la capsule est amincie, dilatée, le paquet vasculaire presque méconnaissable. Les vaisseaux ont leurs parois épaissies et sont en partie oblitérés par un épithélium exubérant.

Observation VIII.

Néphrite nerveuse au cours d'une blennorrhagie, par M. Arnozan, interne des hôpitaux (France méd., année 1879, p. 378.

Antoine R..., 26 ans, homme de peine, entre à l'hôpital de la Charité (salle Saint-Félix, service de M. Hallopeau), le 8 mars 1879.

Depuis six semaines il est atteint d'une blennorrhagie uréthrale, dont le début a été des plus aigus et dont l'écoulement purulent a été dès les premiers jours strié de sang, et qui n'a pas tardé à se compliquer de tous les signes d'une cystite du col. Traité à plusieurs consultations, le malade semble avoir pris régulièrement pendant un mois des doses quotidiennes de 6 à 8 grammes de copahu; son écoulement se tarisssait peu à peu, les envies d'uriner devenaient moins fréquentes, les douleurs hypogastriques dont il avait souffert s'atténuaient graduellement, lorsque dans la nuit du 7 au 8 mars éclatèrent brusquement les symptômes qui l'ont déterminé à venir immédiatement à l'hôpital.

C'est d'abord un violent frisson, qui dure plusieurs heures, puis ce sont des vomissements répétés, sur le caractère desquels le malade s'explique mal; enfin, c'est une douleur dans la région lombaire; non point une rachialgie véritable, mais une douleur limitée au côté gauche, partant des points qui correspondent au carré des lombes, occupant toute la région costo-iliaque, mais n'irradiant pas vers le testicule.

A son entrée, le malade est atteint d'une fièvre intense, 39°,5 ; il est encore fatigué par les nausées; la langue, blanche à sa partie moyenne, est rouge sur les bords; il n'y a pas de douleurs à l'épigastre, le ventre n'est pas ballonné. Il n'y a nulle part aucune espèce d'œdème. Les urines, traitées par l'acide nitrique et la chaleur, présentent un précipité sur la nature duquel nous aurons à revenir tout à l'heure.

Ce début tant soit peu dramatique a été suivi d'une maladie extrêmement simple, dont la guérison s'est faite à courte échéance. Dès le premier jour l'application de six ventouses scarifiées à la région lombaire y supprimait la douleur; le lendemain un purgatif salin faisait disparaître les symptômes d'embarras gastrique ; les jours suivants, le malade, soumis au régime lacté pur, voyait sa fièvre baisser rapidement; les urines étaient rendues avec abondance et reprenaient leurs caractères normaux. Enfin, au bout d'une semaine à peine, tout était terminé, sauf pourtant quelques tiraillements, de plus en plus faibles, à la région hypogastrique, précédant et accompagnant la miction. Quant à l'écoulement blennorrhagique, dès l'entrée du malade il était déjà réduit à des proportions insignifiantes ; à ce moment il avait disparu.

Quelle était exactement l'affection en présence de laquelle nous venions de nous trouver ? Cette question ne peut être jugée que par l'examen précis de l'urine et du précipité qu'elle avait présenté. Dans les conditions où se trouvait le malade trois hypothèses se présentaient naturellement : le précipité était dû à de l'albumine, a du pus, à de la résine copahique. Il ne se dissolvait pas dans l'alcool ; il ne prenait point par l'ammoniaque l'aspect du blanc d'œuf battu ; ce n'était donc ni de la résine, ni du pus, et la première hypothèse restant seule, doit être acceptée comme vraie. Mais le diagnostic n'est pas encore complet : cette albumine résulte-t-elle d'une altération rénale par l'élimination du copahu, ou d'une néphrite passagère née par propagation de l'inflammation des voies urinaires inférieures? Nous n'avons plus ici de réactif qui permette de résoudre le problème, et c'est une affaire d'interprétation. Cependant l'absence de résine copahique dans l'urine, le défaut complet de l'odeur si caractéristique de l'urine lorsqu'elle contient ce produit, tendent à faire écarter cette supposition ; bien que l'on puisse admettre qu'une albuminurie provoquée par ce médicament survive quelques jours à son élimination, nous ajouterons que les doses relativement faibles prises par le malade sont aussi défavorables à cette idée ; il n'y avait d'ailleurs aucun autre signe de ce que l'on pourrait appeler l'intoxication copahique : ni diarrhée, ni hématurie. D'un autre côté, la limitation précise des douleurs au niveau du rein gauche, la tendance que l'inflammation uréthrale avait à remonter au col de la vessie d'abord, puis au corps même de cet organe, ainsi que le prouvent la dysurie, les envies d'uriner, les douleurs hypogastriques, toutes ces considérations, jointes à celles du début franchement fébrile de l'affection, nous engagent à regarder cette dernière comme une pyélo-néphrite ascendante, directement liée à la blennorrhagie et à la cystite.

CONCLUSIONS.

I. L'inflammation de la vessie d'origine blennorrhagique peut déterminer une lésion des reins en se propageant à ces organes par l'intermédiaire des uretères, calices et bassinets, lésion que, en raison de son processus anatomique, nous désignons sous le nom de *pyélo-néphrite d'origine vésicale* ou *pyélo-néphrite ascendante*.

II. La pyélo-néphrite ascendante appartient à la classe des néphrites prolifératives secondaires ; elle débute par la substance médullaire pour s'étendre progressivement à la substance corticale.

III. La pyélo-néphrite ascendante pourrait être envisagée comme une néphrite interstitielle d'origine tubulaire.

Paris. — Typ. A. PARENT, imp. de la Faculté de médecine rue M.-le-Prince, 29-31.

www.ingramcontent.com/pod-product-compliance
Ingram Content Group UK Ltd.
Pitfield, Milton Keynes, MK11 3LW, UK
UKHW020340220726
13923UKWH00004B/1501